基於循證實踐方法的
老年人口健康干預
研究

童峰 著

摘　要

　　人口老齡化是當今全球人口發展的趨勢。隨著人口老齡化加劇，如何使老年人口在衰老過程中保持較高健康水平引起學術界的廣泛關注。影響和干預老年人健康的因素錯綜複雜——為什麼有的老人雖然患有多種慢性病卻能積極生活而長壽直到逝世，而有的老人卻被一病拖垮，給自己、家人、社會帶來巨大痛苦和負擔？哪些個人、家庭或社會的干預措施既經濟，操作性又強，還有益於健康長壽？人類如何實現積極健康老齡化這一目標？這不只是醫學與生物學的範疇，同樣是人口學與社會學等領域需要共同面對的難題。不言而喻，個體的老齡化組成了社會的老齡化。老年人生理、心理、社會完好性問題是加劇人口結構老齡化並引發社會、經濟等相關問題的本因。因此，本研究聚焦於討論老年人口健康問題的干預措施，以緩解社會老齡化問題。

　　目前，針對老年人口健康的干預措施多種多樣，評價方法也各有千秋，然而，循證實踐（evidence-based practice）作為一種國際上通行的提供和評價干預證據的研究方法，被認為是可靠的科學證據，吸引了越來越多的中國政策制定者和不同領域研究者的目光。本研究立足於循證實踐理論，開展老年人口健康干預研究。本書共分六章。

　　第一章是導論。導論部分提出了本研究的背景、意義和主要問題，闡述了研究的主要內容，介紹了研究使用的方法，總結了可能的創新點和局限性。

　　第二章是研究基礎與文獻綜述。闡述了相關概念，對基於健康老齡化的老年健康研究狀況和基於循證實踐的老年健康研究現狀進行了梳理。此外，分別從老年健康的研究領域、研究範式和研究的拓展性等幾個方面對中外文獻進行述評，指出本研究的可能貢獻所在，以此作為深入研究的基礎。

　　第三章是基於循證實踐方法的老年人口健康干預的理論分析。通過界定老年健康干預的概念，總結個體和群體老年人口健康干預的理論基礎，分析了老年人口健康干預的內容和作用機理，提出了基於循證實踐方法的研究框架，進

而引申出循證實踐思想對研究科學化的啟示。

第四章是證據搜尋和評價環節。在這部分，以社交孤立預防措施為例，進行了老年人口健康干預的系統評價，評估了針對老年人社會孤立問題干預措施的有效性。本章研究運用系統評價方法，系統檢索10個國內外數據庫，例如Cochrane Library和中國期刊全文數據庫等，以及尚未公開發表的學位論文。從784個原始研究中篩選符合既定納入標準的隨機對照試驗，通過Cochrane偏倚風險工具對納入試驗進行質量計分，運用歸納描述方法評價干預措施的療效。評價指標包括結構性社會支持、功能性社會支持和孤獨感3個維度。結果發現，納入的20項干預老年人孤立的隨機對照試驗（$n=3,104$），18項研究為低等或中等偏倚風險，其中12項研究至少在1個維度呈現出對社會孤立狀態的改善效果，9例團體干預和3例個體訪談干預呈現改善效果。本研究表明對於存在社會孤立問題的老年人，採取團體式或面對面式干預措施有助於改善其生活質量。並在此基礎上，探討公共衛生決策中對系統評價研究方法的認識誤區，希望可以幫助決策者正確理解系統評價的作用，協助決策過程，提高決策效力。

第五章是證據的實施和應用環節。研究了個體健康干預對老年人口行為和生命質量的影響。通過定量和定性相結合的研究方法分析了城鄉干預組和對照組老年人群的基本社會人口學狀況

及健康行為情況。在城鄉社區分別開展了6個月的個性化健康干預試驗，最終從行為生活方式改變及SF-36評分改變等方面對個性化健康干預效果進行了評價。研究為探索老年人群生命質量及其影響因素提供了科學依據，並為今后健康老齡化工作累積了寶貴的經驗。

第六章基於研究結論提出了推進老年人口健康干預的對策和建議。提出基於循證實踐方式，通過各部門五步驟的分工協作，共同建立老年人口健康干預統籌協調機制，並提出完善基於循證實踐方法的老年人口健康干預政策和制度的相關建議。

以上六章構成了本書的六個部分，即問題提出、研究基礎、理論分析、證據評價、證據實踐、研究啟示和結論對策。這六個部分有緊密的邏輯聯繫，逐層深入，分別回答了「為什麼要進行老年人口健康干預研究？」「什麼是老年人口健康干預研究？」「基於循證實踐的老年人口健康干預的理論依據是什麼？」「如何通過循證實踐方式進行老年人口健康干預的證據評價和實踐？」「這樣的新研究範式可以為政策建議提供怎樣的指導？」等問題。本研究的最

大創新點在於採用循證實踐研究理論和方法，首先對干預老年健康的各類證據進行系統評價，再運用隨機對照試驗方法進行城鄉老年人口健康干預實證研究，以此設計、生產、存儲、推廣符合實際需要的高質量研究證據，為中國的健康老齡化過程提供現實參考依據，並據此提出循證實踐方法對人口學研究的啟示。不足之處表現在：在研究過程的質量控制方面，本研究雖然嚴格按照 COCHRANE 及 CAMPBELL 手冊操作執行，並取得 CAMPBELL 數據庫 SOCIAL WELFARE 方法學組授權，但是在使用系統評價得出的證據的時候，由於研究條件的限制，並非完全按照證據內容實施，將社交孤立干預擴展為健康生活習慣干預。在系統評價方面，研究人員主要為本人，並無專門評價小組，雖然通過 HULUK 和 IRIS CHI 對爭議數據的討論，降低了主觀偏倚，但仍然存在一定的證據選擇偏倚。同時，由於通過社會因素探討老年人口健康干預的證據，相對於醫學、衛生學、心理學等少很多，可供納入的證據數量不多，故存在一定的納入偏倚，有待進一步研究。所以該研究主要在方法學方面對未來研究有參考價值，證據使用者請結合自身實際情況慎重參考本研究的其他結果。

關鍵詞：老人，老齡化，健康干預，循證實踐，隨機對照試驗

Abstract

Aging is now the tendency of the global population. With the tendency, it arouses widespread academic's interest on making the elderly healthy in aging process. Factors that affect and interfere with elderly health are complex. Why could some people with chronic diseases have been able to live actively until death, but some other people who were ill and collapsed, have caused great pain and burden to themselves, families and society? Which interventions are not only economic, operational, but also better for health and longevity? How does the humanity achieve the goal of positive aging? This problem is not only in medicine and biology area, but also in demographic and social sciences. Physical, mental and social integrity of the elderly problem always leads to social, economic and other related issues. Therefore, this study focuses on interventions for the health problems of the elderly population to alleviate social aging problem.

At present, there are various measures and evaluations for elderly health intervention; however, evidence-based practice as a common worldwide methodology of evidence production and evaluation is considered a reliable scientific way and attracting more and more Chinese policy-makers and the different areas of the researchers' eyes. This research is based on the theory of evidence-based practice, and carrying out health intervention in elderly population. Specifically, this research contains six sections.

Section 1 and Section 2 are the research foundation, which briefly introduces the research background and purpose, contents, methodologies, innovations, limitations and the theory basis in the research, defines the fundamental concepts and reviews the related researches. Section 3 reviews and analyzes the theories and contents of elderly health intervention and evidence-based practice, and proposes theoretical framework of the research. Then, it brings out the scientific insight for population health behavior intervention research by evidence-based practice thinking. Section 4 is about the evidence search and evaluation. In this section, it assesses the effectiveness of the interventions targeting elderly social isolation. A systemic review was conducted through searching 10 relevant databases, such as Cochrane Library, China National Knowledge Infrastructure and unpublished thesis. The randomized controlled trials (RCTs) were screened from 784 original studies according to set inclusion criteria, and assessed with the Cochrane risk of bias tool. Then narrative synthesis was used to summarize and interpret the interventions. The evaluation indices include 3 dimensions, namely, structural social support, social support and loneliness. It turns out that 20 RCTs (n = 3,104) are included in the review, 18 RCTs are at low or medium risk of bias, 12 studies are reported promotion as least in one dimension, and 9 group intervention and 3 individual interview intervention are reported improvement. This research focuses on each real example, trying to clarify these misunderstandings and fallacy, promoting the development of the systematic review in the field of health decisions. Section 5 is the implementation and application of evidence. Study on the effect of the individual health behavior intervention on the elderly in Sichuan Province. We take Chengdu Jinniu District Jiulidi North Road community elderly service center as urban sample and take the Nanchong Luxi love elderly service station as rural sample. We have carried out 6 month-long personalized health intervention experiments in the urban and rural sample spot, finally carried on the appraisal to the personalized health intervention effect by behavior questionnaire and SF－36. Finally in the section 6, we promote strategies and recommendations of elderly population health intervention based on evidence-based practice.

This research has some innovation including theoretical analysis, technical method, and structural consideration. However, there are several limitations in this research. When we use the evidence from systematic review, due to the limitation of research conditions, the intervention contents not only focus on social isolation but also some other health behaviors. Also, there may be certain inclusion bias and selection bias. Some future improvement has to be made based on current research.

Keywords: Elderly, Aging, Health Intervention, Evidence-Based Practice, Randomized Controlled Trial

目　錄

1 導論 / 1
   1.1 背景與問題提出 / 1
      1.1.1 世界人口老齡化 / 1
      1.1.2 中國人口老齡化 / 2
      1.1.3 健康老齡化 / 3
   1.2 研究目的與意義 / 5
   1.3 研究方法介紹 / 7
      1.3.1 循證理念的產生及影響 / 7
      1.3.2 循證方法與社會科學的結合 / 8
   1.4 本書的創新與不足 / 11

2 文獻綜述 / 13
   2.1 老年健康和健康老齡化 / 13
      2.1.1 老年健康的概念 / 13
      2.1.2 健康老齡化的產生與意義 / 14
   2.2 基於健康老齡化的老年健康研究狀況 / 16
      2.2.1 關於老年生理健康研究狀況 / 16
      2.2.2 關於老年心理健康研究狀況 / 18
      2.2.3 關於老年社會完好研究狀況 / 19
   2.3 循證實踐的爭議與發展 / 21
      2.3.1 支持者與反對者之爭 / 22
      2.3.2 循證實踐學派之爭 / 23

  2.3.3 對研究本質之爭 / 24
  2.3.4 關於黃金標準之爭 / 26
  2.3.5 關於試驗證據之爭 / 29
 2.4 基於循證實踐的老年健康及其他社會科學領域研究現狀 / 31
  2.4.1 基於循證實踐的老年健康的研究現狀 / 31
  2.4.2 基於循證實踐的其他社會科學領域研究現狀 / 34
 2.5 小結 / 36

3 基於循證實踐方法的老年人口健康干預的理論分析 / 38
 3.1 老年健康干預的概念界定 / 38
  3.1.1 健康的概念界定 / 38
  3.1.2 健康干預的概念界定 / 39
  3.1.3 老人的概念界定 / 40
  3.1.4 老年人口健康干預的概念界定 / 41
 3.2 老年人口健康干預的理論基礎 / 41
  3.2.1 衰老理論 / 41
  3.2.2 健康行為改變理論 / 43
 3.3 老年人口健康干預促進老年人健康的作用機理 / 46
  3.3.1 影響老年人健康的主要因素 / 46
  3.3.2 老年人口健康干預引導老年人管理自身健康 / 46
  3.3.3 老年人口健康干預推動社會關注老年人的健康 / 47
 3.4 循證實踐方法的研究框架 / 48
 3.5 基於循證實踐方法的老年人口健康干預的內容和步驟 / 52
  3.5.1 老年人口健康干預的內容 / 52
  3.5.2 基於循證實踐方法的老年人口健康干預實施步驟 / 52
 3.6 循證實踐思想對人口健康行為干預實踐研究科學化的啟示 / 53
  3.6.1 從實證研究到實踐研究的科學發展之路 / 54
  3.6.2 人口健康行為干預的發展：來自循證實踐的啟示 / 55
  3.6.3 中國人口健康行為干預循證實踐研究的發展 / 60
 3.7 小結 / 62

4 老年人口健康干預的系統評價
——以社交孤立預防措施為例 / 64

- **4.1 背景** / 64
  - 4.1.1 系統評價方法介紹 / 64
  - 4.1.2 社會孤立研究背景 / 68
- **4.2 對象與方法** / 70
  - 4.2.1 檢索策略 / 70
  - 4.2.2 納入與排除標準 / 71
  - 4.2.3 研究的質量評價 / 71
- **4.3 結果** / 72
  - 4.3.1 納入過程 / 72
  - 4.3.2 納入研究情況 / 73
  - 4.3.3 納入研究質量分析 / 80
  - 4.3.4 不同干預特徵下的干預效果分析 / 80
- **4.4 討論** / 83
- **4.5 未來研究方向** / 84
- **4.6 系統評價在公共衛生決策中的十大認識誤區** / 84
  - 4.6.1 資料來源 / 86
  - 4.6.2 十大認識誤區 / 86
- **4.7 小結** / 93

5 個體健康干預對老年人口行為和生命質量的影響 / 94

- **5.1 研究背景和理論基礎** / 94
- **5.2 常見老年人群生命質量的評價方法** / 97
- **5.3 研究方法** / 98
  - 5.3.1 基本情況 / 98
  - 5.3.2 研究對象 / 100
  - 5.3.3 調查內容 / 100
  - 5.3.4 基線調查結果 / 101
- **5.4 健康干預的實施** / 102

　　　　5.4.1　對照措施／103

　　　　5.4.2　干預措施／103

　　　　5.4.3　干預措施執行人及開展過程／104

　　　　5.4.4　基線數據收集和評價指標／105

　　　　5.4.5　干預數據收集及評價／106

　　　　5.4.6　統計分析／107

　　5.5　結果／108

　　　　5.5.1　城鄉老年人群人口社會學特徵／108

　　　　5.5.2　組間老年人群人口社會學特徵／110

　　　　5.5.3　干預前後各階段城鄉老人行為生活習慣改變情況／110

　　　　5.5.4　干預前後城鄉老人行為生活習慣及SF-36量表各維度評分變化／112

　　5.6　討論／114

　　5.7　小結／115

6　推進老年人口健康干預的機制和對策／117

　　6.1　建立基於循證實踐方法的老年人口健康干預統籌協調機制／117

　　　　6.1.1　證據的提出與評價／118

　　　　6.1.2　證據的推廣和轉化／118

　　　　6.1.3　證據的實踐／119

　　　　6.1.4　資金保障／119

　　6.2　完善基於循證實踐方法的老年人口健康干預制度的對策／120

　　　　6.2.1　加強常規體檢制度建設／120

　　　　6.2.2　加強老年人心理干預與社會干預制度建設／121

　　　　6.2.3　加強專業人才培養和隊伍建設／122

　　　　6.2.4　聯姻國際組織建立中國循證智庫／123

　　6.3　小結／124

參考文獻／126

附錄：問卷調查表／145

1 導論

1.1 背景與問題提出

1.1.1 世界人口老齡化

國際上,所謂人口老齡化或社會老齡化,是指所在區域 65 歲以上老年人口比例超過 7%,或是 60 歲以上老年人數量超過總人口的 10%。[①] 目前,越來越多的國家加入了人口老齡化行列且高齡化形勢日趨嚴峻,據聯合國人口司公布的《2009 世界人口老齡化》報告顯示,65 歲以上老年人口占全球人口總數的比例已經從 5% 增至 8% 左右,而 60 歲以上老年人口也由 8% 增至 11%。據聯合國對 191 個國家和地區的統計,1999 年已進入老齡社會的占 32.4%,共有 62 個,預計到 2050 年,全世界 90% 以上的國家和地區都將進入老齡化社會。[②] 在歐洲,多數國家採取的高福利制度在老齡化日趨嚴重的壓力下難以為繼。法國政府在 2010 年不得不推出了延遲退休計劃以緩解老齡化帶來的財政壓力,然而卻引起了社會各界的罷工浪潮,對社會經濟環境造成負面影響。而德國和瑞典等國家也計劃降低養老福利以緩解危機。標準普爾預言,如果歐洲各國不採取降低養老福利的舉措,那麼 30 年后,養老財政壓力將會攀升至其 GDP 的 2~3 倍,拖垮當地經濟。而在老齡化程度嚴重的日本,問題更加嚴重。65 歲以上老年人口比例早在 2005 年就超越了 20%,同時其 15 歲以下人口比例甚至低於 15%,而這兩項都為世界之最且形勢有加劇之勢。這種形勢下,養老金制度會首當其衝地受到影響,領取人口比例不斷上升,而繳納人口比例卻不

[①] 趙林海,江啓成,劉國旗. 構建長期護理保險緩解人口老齡化壓力 [J]. 衛生經濟研究,2005,8 (2): 22-23.

[②] 陳杰. 日本的護理保險及其啓示 [J]. 市場與人口分析,2002,8 (2): 69-73.

斷下降，截至2011年，養老金缺口已近300億美元。如果日本仍然保持現有的生育率和死亡率，30年以後其撫養比將接近極限，但以目前的生產力發展水平來看，這會對日本的經濟、社會甚至政治環境帶來毀滅性的災害。為此，日本在1987年就啟動了每三年一次的專門針對60歲及以上老年人口的跟蹤調查。在1999年，又啟動了每兩年一次的老人健康與退休跟蹤調查。2005年還對50~59歲的人口行為長期跟蹤調查。其中一個引人注目的健康干預試驗發現老人的牙齒數及咀嚼能力與老人健康長壽關係密切。① 面對老齡化問題，發達國家已然捉襟見肘，不言而喻，對於眾多未富先老的發展中國家而言，應對老齡化問題將更加棘手。

1.1.2　中國人口老齡化

自20世紀70年代，中國實行計劃生育政策以來，生育率大幅下降，同時由於經濟、社會和醫療事業的進步，人口死亡率和人均壽命不斷增加，其老齡化速度之快，居世界前列。2000年左右，中國60歲以上老年人口比例突破10%，進入老齡化社會，中國60歲以上老年人口在2015年達到2.16億人，約占總人口的16.7%（如圖1.1）。老年人口的比例將會從1997年的9%增加到2050年的25%（如圖1.2）。這意味著年均淨增的老年人口將高達800多萬人，甚至超過新增加的人口數，其中65歲以上老年人口將占到老年人口的25%，超過5,100萬人，80歲以上的高齡老人將占到老年人口的11.1%，攀升至2,400萬人，幾乎每年淨增100萬人，屆時老齡化壓力將非常巨大。②

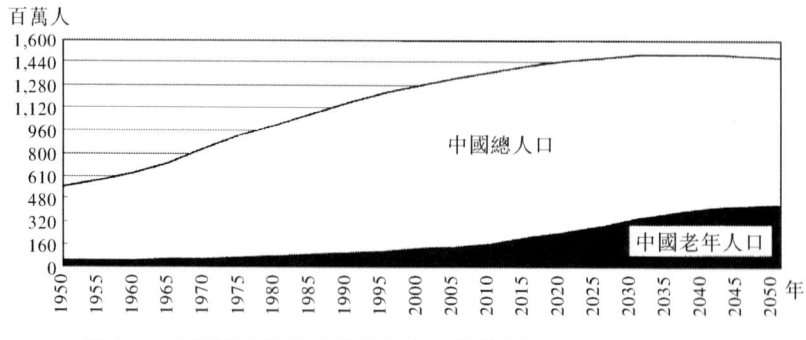

圖1.1　中國總人口與中國老年人口增長趨勢（1950—2050年）

---

① 中國科學院北京基因組所. 老年人口健康長壽的社會、行為、環境和遺傳影響因素［J/OL］. 科學前沿研究. http://www.zsr.cc/experthome/showarticle.asp? articleID=105608.

② 衛敏麗，劉娟. 未來5年中國將步入人口老齡化加速發展期［EB/OL］. http://news.xinhuanet.com/2011-02/25/c_13750115.htm，2011-02-25.

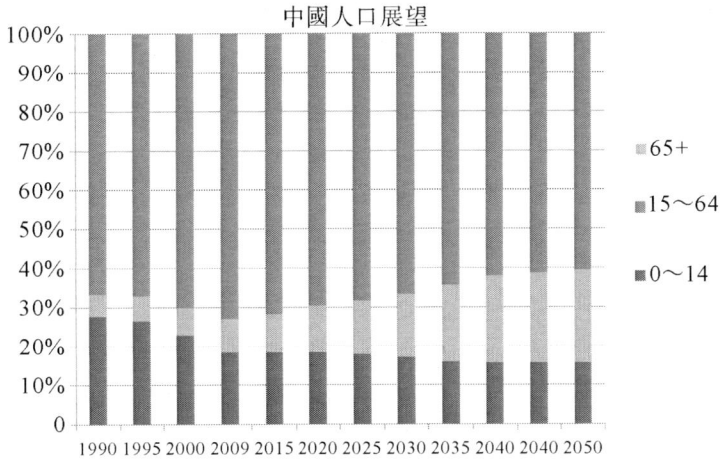

图 1.2　中國年齡段人口占比趨勢（1950—2050 年）[1]

隨著人口老齡化加劇，如何使得老年人口在衰老過程中保持較高健康水平引起學術界的廣泛關注。影響和干預老年人健康養老的因素錯綜複雜——為什麼有的老人雖然患有多種慢性病卻能積極生活且長壽直到逝世，而有的老人卻被一病拖垮，給自己、家人、社會帶來巨大痛苦和負擔？哪些個人、家庭或社會的干預措施既經濟，操作性又強，還有利於健康長壽？人類如何實現積極健康老齡化這一目標？這是人口學、社會學與醫學生物學等領域共同面對的一個急需解決的難題。不言而喻，個體的老齡化組成了社會的老齡化。老年人在生理、心理、社會完好性的衰退是加劇人口結構老齡化並引發社會、經濟等相關問題的本因，由此本研究聚焦於討論老年人口健康問題，以緩解社會老齡化問題。

1.1.3　健康老齡化

鄔滄萍於 1996 年[2]所提出的健康老齡化定義迄今為止得到了廣泛的認同。她認為健康老齡化是指在人口年齡結構不斷老化的社會中，保持大多數老年人處於生理、心理和社會功能的健康狀態，同時保持社會經濟發展也不受其影響。這一理論的提出有其特定的歷史過程。歷史上關於如何看待人口老齡化的形勢以及對社會的影響相關問題，主要有三種觀點：悲觀論、樂觀論和未知論。悲觀者強調老齡化必然會產生消極後果，例如養老金提取人口比例和支付

---

[1]　World Population Prospects: The 2004 Revision, United Nations.
[2]　鄔滄萍，姜向群.「健康老齡化」戰略芻議 [J]. 中國社會科學，1996 (5)：52-64.

比例的失調、發病率的提高和失能期延長帶來社會照護需求和成本的上升，大量勞動力的退出造成科學技術升級換代速度和生產力發展速度下降等。樂觀者則認為人口的老齡化是人口現代化過程的一個歷史必然經歷而已①，認為完全可以通過科技進步帶來的生產力的發展予以克服，也可以通過建立健全各種養老保障機制緩解和降低老齡化的不良影響。基於這種樂觀的觀念，有學者曾提出過「生產型老齡化」（Productive Aging）和「成功的老齡化」（Successful Aging）的類似概念，作為老齡化的積極發展模式。近年來，由世界衛生組織首倡的「健康老齡化」（Healthy Aging）非常引人矚目，其原因首先在於其機構性質本身具有一定的權威性。在 1987 年，「健康老齡化的決定因素」也被世界衛生大會確定為其重要的研究課題；1990 年的哥本哈根世界老齡大會上，「健康老齡化」再次被世界衛生組織提出，作為應對人口老齡化的重要戰略措施。此后在布達佩斯大會更是把「科學要為健康的老齡化服務」作為會議的主題。近年來，關於積極老齡化和健康老齡化的相關議題一直活躍在全世界政客和科學家的視野裡。再者，健康老齡化理論的實踐具有充分的現實意義和合理性，其研究落腳點是縮短生命帶病期，減輕帶病負擔，促進老年人健康水平和生命質量的提高。因此，此提法不但具有極強的號召力和現實意義，而且非常容易為社會階層的各個年齡組的人群所認可和接受。當然，不同的國家和地區由於其先天條件不同，實施策略自然不同，發達國家從自身實際情況提出「健康老齡化」，是因為其國家內大多數老年人已經解決了物質生活問題②，且具有其社會與經濟基礎支撐研究老年人的健康問題。但是否能由此認為健康老齡化並不適用於目前的中國呢？答案自然是否定的。因為不論從健康老齡化的內涵還是外延或者其引申含義來看，都不僅僅是一個政治口號與科研目標，更是一項社會責任與人類戰略，特別是隨著實施計劃生育以來人口老齡化的加劇，許多「未富先老」「大國空巢」等悲觀論調不絕於耳，在老齡化問題日趨尖銳的中國，盡早將這一社會戰略思想納入社會發展的總體框架之中，促使各學科交叉研究老年健康干預措施，積極樂觀地應對人口老齡化，無疑是十分必要的。而老年健康干預研究正是實現健康老齡化的重要途徑之一。

---

① 王學義. 人口現代化研究［M］. 北京：中國人口出版社，2006.
② 根據美國 1990 年人口現狀調查資料，美國當時 60 歲以上老年人口的貧困人口比重，城市為 10%，農村為 15%。參見 Rural Sociology, Summer 1995。

1.2 研究目的與意義

本研究的意義可以分為兩個層面：從整體來看，老年健康干預研究的意義是實現健康老齡化，而健康老齡化是保證中國經濟社會平穩發展的重要人口結構背景，實現老年健康的循證干預方法既是一種基於實踐效果的實施方法，也是頗具推廣性的落實手段；具體來看，本研究過程可以從命題定義、方法過程及證據甄別三個方面探討老年健康干預研究的新視角，具有國際研究範式背景與現實意義。

目前，多位國內學者已對健康老齡化的意義達成共識。鄔滄萍及謝楠（2010）①認為健康老齡化是一條緩解人口老齡化和高齡化的有效途徑。宏觀看，提高老年人健康水平對於延長人口紅利期具有實質性意義。眾多學者預測，伴隨著人口結構老齡化，社會撫養比不斷增高，中國的人口紅利期將在2030年左右結束。那麼應對這一問題的辦法，一是提高生育率，二是增加老年人參與生產的比例。在提高生育率方面，2014年各省、市、自治區陸續出抬放開單獨二孩的政策。在老年人參與生產方面，既可以通過延長退休年齡來實現，更可以建立健全社會養老保障制度，讓更多老年人健康地保持社會活力，不但使其更加自發地融入社會生產各個環節，而且也能利用其社會角色的延續促進其健康長壽。微觀看，依據健康老齡化概念建立健全社會保障制度，引導家庭與社會的養老責任，激發老年人口市場經濟活力，可有效提高老年人個體的生理和心理健康水平，並保護其社會屬性的完好，將使得老年人「老有所依」「老有所樂」「老有所為」。老年人正式退休後，仍然可以通過照護家庭、社區工作甚至再就業的形式，繼續為社會創造財富。另外，隨著老年人健康水平的提升，更大比例的老年人能夠保持較高質量的獨立生活，社會照護壓力和成本大大縮減。因此，健康老齡化通過提升老年人健康活力，保持社會參與，延長老年人作為生產者角色的時間，可以彌補人口結構變化帶來的勞動力不足，減少老齡化對社會勞動生存率的影響，降低社會的養老負擔。健康老齡化更是一種積極應對人口結構問題、促進社會和諧的歷史必然選擇。

所謂通過老年健康干預，從字面上理解，很容易被誤解為僅僅以醫療保健為目標的醫學研究。實際上，它是一種涉及多學科的實踐領域研究，包含社會

---

① 鄔滄萍，謝楠. 關於中國人口老齡化的理論思考 [J]. 北京社會科學，2011（1）：4-8.

學、經濟學、人口學和社會工作等。而目前多學科交叉研究已成為解決此問題的主流趨勢，且人口學本身已越來越成為一個交叉學科，吸取著許多其他相關學科的優勢（梁在，2012）[1]。例如與地理學結合形成了近年來迅速興起的空間人口學，以及以基因數據來解釋人口行為的生物人口學等。而以循證醫學為基礎的循證實踐理論（Evidence-Based Practice，以下簡稱循證實踐），作為生根於醫學的一門學科，自誕生後（Sackett，等，2000）[2]，伴隨著核心原理的拓展及循證實踐概念的發展，其原理和方法已經超越醫學範圍的應用，最終在全球實踐領域催生一場浩浩蕩蕩的循證實踐活動。[3] 形成了循證管理學、循證心理學、循證教育學等新興社會學學科。以 2013 年為例，國內已有多位人口學者（陳功等）及社會學者（徐永祥等）前往美國南加州大學探討循證研究方法。

本書落腳於老年人口健康干預研究，以循證實踐視角探討健康問題，具有多學科交叉背景，嘗試通過有效明晰的問題定義、規範的研究方法、較低的研究偏倚以及國際社會科學研究範式，在現有研究成果的基礎上，啟迪研究的新視野，甚至突破現有方法學瓶頸，相信此研究範式日後能夠成為社會科學研究的重要發展方向之一，為學術界、社會實踐或政府決策提出可靠證據。

從研究題目上講，人口學界以及社會學界鮮有以循證實踐探討老年人口健康干預的相關研究，知網、萬方等數據庫缺乏相關文獻。國外，此方法雖然較新，但已在社會學及社會工作研究領域普及，已有一定數量的老年健康循證干預研究文獻。另外在本研究中具體案例的題目定義上，嘗試運用循證理念中經典的 PICOSS 原則構建老年健康干預問題，探索能夠將研究問題、研究證據和研究結論三者結合起來的研究範式和操作方法，為老齡化研究提出一種規範思維，建立相關數據庫及標準，加速研究證據成果轉化與應用。

從方法論上看，目前國內也鮮有人口學界學者以循證實踐視角探討老年健康問題，而國外研究中將循證實踐視作規範干預研究的有效方法。本研究嘗試基於隨機對照試驗證據及 GRADE 證據分級理念，利用循證醫學系統評價理念，探索單因性影響老年健康的干預措施之間的效果與區別，降低環境或主觀因素對結論的影響，使研究盡量做到「價值中立」，為老年健康干預研究提供了現實參考。

---

[1] 梁在. 人口學 [M]. 北京：中國人民大學出版社，2012.
[2] SACKETT D L, STRAUS S E, RICHARDSON W S, et al. Evidence-based medicine: How to practice and teach evidence-based medicine [M]. Edinburgh: Churchill Livingstone, 2002.
[3] 楊文登. 循證實踐：一種新的實踐形態 [J]. 自然辯證法研究，2010, 26（4）：106-111.

從研究證據上談，基於社會因素干預老年人健康問題的隨機對照試驗在國內極少，而歐美國家已紛紛建立了各具特色的循證數據庫。本研究主要利用 Cochrane 及 Campbell 數據庫中高質量的試驗證據支持研究，進而討論其他類型研究證據的使用策略；同時，建立在對老年健康干預研究性質、面臨的挑戰以及目前研究方法瓶頸的認知基礎上，充分論證納入循證實踐理論和方法的必要性、可行性及操作策略，再通過案例分析探討解決老年健康問題的策略，最後嘗試構建符合中國國情的循證評價標準和數據收集方法。

本研究的目的主要有以下幾點：

（1）提出具體干預措施：基於健康行為干預理論，制定老年健康干預措施，通過實施具體試驗發掘促進老年健康的相關證據，分析干預措施的積極影響與消極影響，探討老年人生理、心理及社會完好問題的有效干預措施。

（2）探討科學研究過程：嘗試利用循證實踐中經典的 PICOSS 方法構建老年健康干預研究問題並採用 Cochrane 風險偏倚工具進行證據評價；嘗試通過隨機對照試驗方法研究老年健康干預問題，提出干預證據，減低研究偏倚，使研究結論便於推廣與使用。

（3）引進二次研究方法：基於 Cochrane 及 Campbell 數據庫，利用國際上現有的循證研究範式建立相關數據庫及研究標準，進行具體案例的系統評價，嘗試建構一種規範、透明的老年健康干預二次研究方法，以篩選和利用現有證據，並促進更多證據的產生、轉化以及推廣。

（4）提出普適研究策略：通過實證研究和系統評價研究，說明循證實踐的方法學區別與優勢，探討在老年健康干預研究中引入循證方法及理念的普適應用策略；探討循證實踐思想對人口社會學的啟示，為未來老年社會工作的開展提供理論及策略支持，指導人口社會學中更加廣義的循證實踐活動。

1.3 研究方法介紹

1.3.1 循證理念的產生及影響

伴隨隨機對照試驗、數據庫技術及臨床醫學等的成熟，循證醫學有了誕生的基礎。在 1990 年的《美國醫學會雜誌》（The Journal of the American Medical Association，JAMA）上，David Eddy 第一次提出了「循證」這個詞，1996 年，在《英國醫學期刊》（British Medical Journal，BMJ）上英國牛津大學的 David Sackett 教授和 Muir Gray 爵士首次明確地提出了什麼是循證醫學：「循證醫學

是有意識地、明確地、審慎地利用現有最好的證據制訂關於個體病人的診治方案。實施循證醫學意味著醫生要參酌最好的研究證據、臨床經驗和病人的意見。」①這精煉的一句話是到目前為止對循證醫學最恰當、最權威的解釋,從此循證實踐思想正式誕生在了醫學領域。循證醫學將自然科學邏輯與人文社會哲學有效地結合在了一起,是自然科學研究方法在人文社會科學中的延續與發展,認為循證醫學是「慎重、準確、明智地應用當前所能獲得的最好研究證據,考慮患者的價值和願望,將此三者完美地結合,制定個體化的治療措施」②。伴隨循證醫學的發展與成熟,相關的醫療服務領域也受到巨大影響,循證內科、循證外科、循證護理、循證心理治療等二級學科相繼建立。Trinder(2000)等③揭示循證思想方法還逐漸滲透到了其他人文社會科學領域,迄今為止,形成了循證教育學、循證管理學、循證經濟學、循證決策、循證犯罪學等數十個新興學科領域,且卓有成效。不但如此,楊文登(2010)發現「循證醫學原理和方法超越醫學範圍的應用,導致其核心原理的拓展及循證實踐概念的發展,最終在全球實踐領域催生一場浩浩蕩蕩的循證實踐活動」。簡而言之,當今的社會今非昔比,各種因素交錯導致了社會問題的複雜性與研究的困難,往往針對一個問題的解決需要多個領域綜合干預,循證方法正是符合這種研究路徑的絕佳選擇,所以它在人文社會學研究中不斷生根發芽。循證方法不但包含如何科學篩選大量信息的方法,而且還能根據不同級別與性質的證據,合成綜合干預措施,並且還能與其他循證研究者有效協作,不斷更新和反饋實踐效果。這樣的方法對於人文社會學研究來說無疑打開了一扇新的大門,裡面不但包羅原有的各項成果,還互相滲透、開枝散葉,可以說是社會科學研究方法的新境況。

1.3.2 循證方法與社會科學的結合

循證實踐思想來源於自然科學,發展於人文科學與自然科學的交集——醫學,並逐漸滲透於各社會科學。循證實踐的研究領域早已不局限於臨床治療和藥物試驗等醫學衛生領域,其思維邏輯和研究範式對人文科學領域也已產生重

---

① SACKETT D L, ROSENBERG W M, GRAY J A, et al. Evidence based medicine: What it is and what it isn't [J]. BMJ, 1996, 312: 71-92. EDDY D M. Practice policies: Where do they come from? [J]. JAMA, 1990, 263 (9): 1265-1275.

② SAEKETT D L, ROSENBERG W M, GRAY J A, et al. Evidence based medicine: What it is and what it isn't [J]. Clin. Orthop. Relat. Res, 2007, 455: 3-5.

③ TRINDER L, REYNOLDS S. Evidence-based practice: A critical appraisal [M]. Oxford: Blackwell Science, 2000.

大影響。比如人口的健康問題，單單憑藉醫學防護，維護自身健康已是遠遠不夠，必須對導致健康問題的各個可能的環節進行干預，包括社會因素、環境因素及個人行為因素等，故同樣需要建立一個類似協作網的合作組織，秉承循證實踐的原則，獲得、評估、傳播和更新社會學研究的證據成果，建立社會學的循證數據庫。

1992年，Iain Chalmers在英國牛津大學建立了世界上第一個循證數據庫，以提出、保存和傳播循證研究證據，即Cochrane Clearinghouse。次年在牛津大學的首屆Cochrane年會上宣布成立非營利性國際學術組織Cochrane協作網(Cochrane Collaboration，CC)以推廣循證醫學證據的傳播。該協作網目前已遍布全球近百個國家，其評價結果適用於WHO（世界衛生組織）及各國政府的循證醫學教育、循證臨床實踐或衛生決策等方面，在共同提高醫學研究水平及共享信息方面發揮著巨大的作用。然而Cochrane協作網主要致力於收集醫學和衛生學的相關證據，社會科學的相關循證證據卻不在其收錄範圍。因而在2000年，以美國著名思想家、心理學家Donald Campbell的姓氏命名的Campbell協作網正式成立，致力於社會學相關干預措施效果的系統評價，其研究領域包括司法、教育及社會政策等。同樣，Campbell協作網與Cochrane協作網秉承著一致的循證觀念與研究方法，相互合作、評價、監督，並致力於籌建發展中國家政策研究小組，即另一重要的國際協作性研究組織。[①]

Cochrane Collaboration（CC）協作網與Campbell Collaboration（CZ）協作網雖然都是建立在循證實踐理念基礎上，提供、保存和傳播循證研究證據的國際非營利性學術組織，但也有各自的專攻方向。首先，他們的營運宗旨不同，CC致力於為醫療衛生領域的相關服務者和政策制定者以及病人和公眾提供和保存研究證據和決策證據。而CZ則致力於教育、司法、犯罪和社會福利等領域的證據提供、保存和傳播。在組織機構上，CC有指導委員會、系統評價組、消費者組、方法學組、Cochrane中心等6個機構，全世界有12個分中心、53個系統評價小組，其他評價數據庫、臨床試驗數據庫、方法學研究組、衛生技術評估組、衛生經濟評估組。而CZ由社會福利研究組、司法和犯罪研究組、教育研究組、方法學研究組、用戶組、發展中國家政策研究組（籌）6個部門組成，分別負責教育、科學、文化、法律、政策、信息和交流和經濟社會及人文科學其他相關領域。從1993年至2010年，CC共舉辦18屆Cochrane年會，

---

① 張鳴明，帥曉. Campbell協作網：Cochrane協作網的姊妹網［J］. 中國循證醫學，2002，2（2）：132-133.

協同 WHO、UN 及各國 CDC 共同推動循證決策發展。而 CZ 從 2000 年至 2010 年共舉辦 10 屆 Campbell 年會，協同 DFID、AusAID、3ie 等國際組織共同推動相關政策系統評價研究。

　　CC 與 CZ 的研究方法（系統評價）思路相近但各具特點。在這個知識爆炸的時代，每天都有成千上萬條信息（證據）產生，如何在紛繁各異的巨量信息（證據）中快速定位對自己研究有效信息（證據）並推廣使用之，是一個世界性的難題，但這正是展開循證實踐的一個核心問題，通過循證方法，可以生產出循證決策所要求的高質量研究證據，即 Cochrane/Campbell 系統評價。這種系統評價就是基於海量的二次研究信息（證據）收集，通過嚴格評估，整合得出高質量的研究證據結論，為社會實踐者提供有效的決策證據和行動指南。相對於傳統的綜述，這種研究方法更加科學、規範、明確，能更好地減少研究偏倚的影響。

表 1.1　　Cochrane/Campbell 系統評價與傳統綜述的不同點

	Cochrane/Campbell 系統評價	傳統綜述
前期準備	註冊題目、提交計劃書並取得相應授權 研究團隊必須包括文獻專家、相關研究領域專家、方法學專家、證據使用者等	沒有註冊題目與撰寫計劃書；對研究團隊也無要求，完全按照作者意願執行
提出問題	按照 PICOSS 原則，明確研究的對象、問題、干預措施、對比措施、評價指標	完全按照作者經驗提出問題，並沒有相關理論架構和研究題目，通常研究的問題不夠明確，範圍比較大
檢索證據	在研究過程中，需要遵循預先制定的規範對預訂的數據庫進行檢索	沒有規範、完整的檢索策略；只利用熟悉的資源，檢索、納入作者熟悉的資源
評價證據	由兩名研究者按照預先設計的評價標準分別獨立地篩選和評價研究結果，而且在全文中，需要完整、透明地反應文獻的篩選、評價過程和結果	無預先設計的評價標準，作者根據自己的需要納入部分研究，無須展示報告文獻的篩選和質量評價過程
應用證據	對定量研究進行預訂的整理分級，對同質的研究用 Meta 分析方法合併分析；對不同質研究則定性描述，多數研究中多種方法並用	作者只選取自己認為有意義的文獻，並更具個人經驗或專家意見判斷結果；Meta-Analysis 標準不嚴格，或者只是簡單地羅列研究結果，並無權重配比
項目耗時	撰寫、修改和發表全文平均耗時兩年左右	不確定
數據更新	有新的研究出現時必須定期更新研究結果，以確保數據庫資料有效	沒有新研究結果更新步驟

1.4 本書的創新與不足

　　從可以利用的研究數據來看，相比世界發達國家健康老齡化研究水平，中國健康老齡化研究的時效性、研究質量、研究目的尚有差距。比如中國對全國營養狀況的調查以及對糖尿病、高血壓等的研究調查等均是多年才開展一次，截面數據居多，面板數據少，由於目前還缺乏全面地、動態地收集和協作分析老年人群健康狀況的基礎條件，特別是各種分析老年人健康與相關社會因素關係的研究報告參差不齊，且區域性檢測和研究質量有待加強。從研究轉化機制來看，由於中國尚未建立能夠有效儲存巨量健康信息的數字化系統以及相應的共享機制，而且在數據挖掘和證據合成的機制及人員方面，各自為政，標準多樣，甚至有些研究規範性不強，不能為研究者有效利用。從研究方法來看，國內多為既定因素的相關分析研究，缺乏干預研究，在二次研究中，少有元分析或系統評價分析研究，且單一試驗研究多為走訪調查而非可控試驗；規範不一、質量控制不嚴格，有些研究甚至停留在少數專家學者主觀意見這類證據階段，按國際研究標準撰寫的高質量循證研究報告很少。然而循證研究是一種嚴重依賴證據質量的研究，中國老齡化研究未能與國際循證研究接軌，阻礙了中國健康老齡化的發展。

　　對於以上問題，本書借鑑並利用國際通行的循證實踐研究理念和方法，通過系統評價及隨機對照試驗方法，確保在研究方法上與國際接軌。首先採用循證實踐研究理念和方法對干預老年健康的各類證據進行系統評價，再運用隨機對照試驗方法進行城鄉老年人口健康干預實證研究，以此設計、提出、存儲、推廣符合實際需要的高質量研究證據，為中國的健康老齡化過程提供現實參考依據，並據此提出循證實踐方法對人口學研究的啟示。同時，通過引用 Cochrane 及 Campbell 等數據庫中高質量的證據彌補研究數據質量缺陷，並通過嘗試建立符合中國國情的老年健康數據庫及相關標準，由於本研究基於國外數據庫，較少採用國內老年健康數據，但通過系統評價可以有效降低此環境偏倚，所選取的研究案例領域已經充分考慮了數據的通用性，比如社交孤獨感研究中選取的城市人口相關數據基本彌合中國城市老年人社會孤立問題。最後，在基於循證實踐的老年人口健康干預研究基礎之上，提出一套完整的循證實踐研究流程，從原始證據的提出，到系統評價，到證據推廣，到證據轉化，最後到證據執行，先後經歷五個步驟。通過整合、協調各部門力量，建立健全基於

循證實踐方法的老年人口健康干預機制。不足之處在於：在研究過程的質量控制方面，本研究雖然嚴格按照 COCHRANE 及 CAMPBELL 手冊操作執行，並取得 CAMPBELL 數據庫 SOCIAL WELFARE 方法學組授權，但是在使用系統評價得出的證據的時候，由於研究條件的限制，並非完全按照證據內容實施，將社交孤立干預擴展為健康生活習慣干預。在系統評價方面，研究人員主要為本人，並無專門評價小組，雖然通過 HULUK 和 IRIS CHI 對爭議數據的討論，降低了主觀偏倚，但仍然存在一定的證據選擇偏倚。同時，由於通過社會因素探討老年人口健康干預的證據，相對於醫學、衛生學、心理學等少很多，可供納入的證據數量不多，故存在一定的納入偏倚，有待進一步研究。所以該研究主要在方法學上對未來研究具有參考價值，證據使用者請結合自身實際情況慎重參考本研究的其他結果。

2 文獻綜述

2.1 老年健康和健康老齡化

關於老年健康，學術界眾說紛紜。尹德挺[1]認為「健康」是一個複雜的概念，很難用一個統一的指標來衡量。對於老年健康也不外如是，「怎樣才算健康？」「健康的程度如何？」很難用一個獨立的統一指標來衡量。鑒於此，在過去的研究中，發達國家的眾多學者試圖將不同學科的分析技術以及相關理論交叉運用到健康評測中，這樣一來，不但使得健康評測更加全面，而且其結果也能更容易被應用到其他學科中。目前這種交叉研究的評測方法，在世界範圍內的老年人口健康研究中得到了廣泛認可和應用。

2.1.1 老年健康的概念

世界衛生組織將「健康」定義為生理、心理和社會完好各方面都能達到良好的狀態。中國學者鄔滄萍（1996）指出「所謂健康老齡化，是指在老齡化社會中，多數老年人處於生理、心理和社會功能的健康狀態，同時也指社會發展不受過度人口老齡化的影響」。並且眾多學者從不同研究視角讚同此健康評價的理論框架。李德明等（2005）[2] 運用驗證性因子分析、路徑分析和結構方程建模等方法分析健康老齡化的基本要素及其影響因素，發現身體、心理、認知、文體活動四個主要因素能夠相對獨立地影響老年健康。但 Motta 等（2005）[3]

---

[1] 尹德挺. 中國老年健康研究評述以及展望 [J]. 西北人口，2006，5：2-8.
[2] 李德明，陳天勇，吳振雲，李貴芸. 健康老齡化的基本要素及其影響因素分析 [J]. 中國老年學雜志，2005，9（25）：1004-1006.
[3] MOTTA M, BENNATI E, FERLITO L, et al. Successful aging in centenarians: Myths and reality [J]. Archives of Gerontology and Geriatrics, 2005, 40: 241-251.

指出僅僅維持身體或認知等方面的良好，就算是百歲老人也不能作為「成功老齡化」的案例，因為他們沒有維持任何社會或生產性活動，所以社會功能的完整性是衡量健康老齡化的一個關鍵指標。劉恒、巢健茜（2011）[①] 通過實證調研，利用統一建模語言（Unified Modeling Language，UML）方法，建立了一個涵蓋生理、心理、社會適應三個方面的健康模型。周麗蘋（2012）[②] 在隨後的研究中支持了這一觀點，並提出了相似的描述模型（如圖2.1），並提出只有通過對生理健康狀況、心理健康狀況以及社會適應狀況三個方面的綜合評估，才能反應老年人口的整體健康水平。呂雅男（2012）[③] 也提出了類似的描述模型。

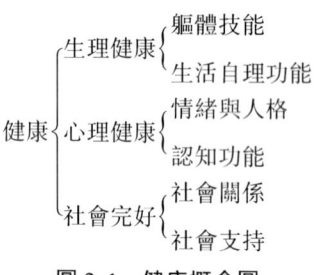

圖2.1　健康概念圖

總體而言，伴隨老年人的不斷年邁，其生理、心理和社會各方面都會呈現不同程度的衰弱和退化，生理器官老化，疾病增多，且不易治愈和恢復，收入因退休而減少，生理或心理疾病使他們參與社會交往的機會大大減少，相比其他年齡段人群，老年人更容易受生理、心理、社會環境上的負面影響。因此，他們的健康特徵不僅具有一般人群的普遍性，而且具有老年人的特殊性，通過生理健康、心理健康、社會完好三個方面來認知老年人健康在一定程度上達成了學術共識，是進行實證研究的認知基礎。

2.1.2　健康老齡化的產生與意義

在第三次人口轉變的大背景下，人類的經濟社會生活日益繁榮，人口結構的老齡化也日趨嚴重，面對這一不可逆轉的事實，世界人口的整體健康狀況會呈現一種怎樣的狀態呢？學術界對此的觀點分為樂觀論、悲觀論、平衡論三

[①] 劉恒，巢健茜. 中國老年人口健康評價指標體系框架模型設計[J]. 中國老年學雜志，2011，1（31）：153-155.

[②] 周麗蘋. 老年人口健康評價與影響因素[J]. 社會工作，2012（1）：27-31.

[③] 呂雅男. 城市老年人健康狀況及其影響因素研究——以長沙市為例[D]. 長沙：中南大學，2012.

派。樂觀派學者 Fries（1980）[1] 認為人類社會科技發展速度呈幾何級數增長，醫療衛生技術也相應大步發展，在這一背景下，老年人疾病的治愈率會不斷提升，殘疾率下降或受殘疾影響降低，在統計學上形成老年人整體的疾患期縮短和生存期延長，即老年疾病期縮減理論。悲觀派讚同樂觀派的科學進步導致老人生存期延長的觀點，但是並不認為其疾患期會減少，因此老人的身體狀況注定呈下降的趨勢，延長健康較差人口的生存期等於增加了疾患率，從而會增加整個老年人口的帶病期和殘疾率（Olshansky，1991）[2]。第三種觀點平衡論認為科學進步與老年人疾患殘疾等相互制約，會形成某種未知的動態平衡。Manton[3] 細緻分析了老年人的疾患和殘疾過程，認為科技的進步與社會的發展能夠很大程度上緩解慢性病和殘疾對老人生命質量的影響，不過殘障和患病的時期將會延長，比例將會上升，兩者相互抵消。這三種觀點各有道理，但筆者更傾向於平衡論的觀點，雖然老年人的帶病期或殘疾期被延長，但這是存活率和生命質量的提升帶來的，這樣的平衡符合健康老齡化的初衷，對人類社會的發展是有益的。從近期多位學者對中國老年人口健康狀況的研究成果來看，老年人人數不斷增多，壽命期也不斷增長，各種慢性病、致殘風險增多。只有依靠社會多方配合實現健康老齡化，從源頭上從老年人健康狀況的提升入手，調動各方各學科力量關注老年健康，才能使老年人口健康狀況呈現或傾向於一種有意義的平衡，這對醫學、心理學、社會學等學科來說都是一個重大挑戰。為應對這一歷史性挑戰，在 1987 年，世界衛生大會首次提出了「健康老齡化」概念，指在老齡化社會下，通過全社會各方共同努力，讓老年人群的生命和生活質量維持在健康的水平。這種理念下，國外學者曾提出過「積極老齡化」「生產型老齡化」（Productive Aging）和「成功的老齡化」（Successful Aging）的類似概念，作為老齡化的積極發展模式。發達國家紛紛從自身實際情況提出了量身定做的「健康老齡化」方案，使得他們國家大多數老年人在物質生活豐富的基礎上尋求更大意義的健康幸福。[4] 而中國一些地區的老年人甚至連基本物質生活條件都尚未得到滿足，特別是隨著實施計劃生育以來人口老齡化的加

---

[1] FRIES J F. Aging, natural death, and the compression of morbidity [J]. N Engl J Med, 1980, 303: 130-135.

[2] OLSHANSKY S J, et al. Trading off longer life for worsening health: The expansion of morbidity hypothesis [J]. J Aging Health, 1991, 3: 194-216.

[3] MANTON K G. Changing concepts of morbidity and mortality in the elderly population [J]. Milbank Q/Health Society, 1982, 60: 183-244.

[4] 根據美國 1990 年人口現狀調查資料，美國當時 60 歲以上老年人口的貧困人口比重，城市為 10%，農村為 15%。

劇,「未富先老」「大國空巢」等悲觀論調不絕於耳。那麼在老齡化問題日趨尖銳的中國,中國可以推行健康老齡化嗎？答案當然是肯定的。經濟社會發展的根本目的就是滿足廣大人民群眾日益豐富的物質與精神文化的需要,我們在發展物質文明的過程中,保持對健康老齡化的警醒,可以讓我們在經濟社會發展中少走彎路,更貼切百姓需求。近年來,中國學者對世界衛生組織首倡的「健康老齡化」(Healthy Aging)也漸漸有了深刻的認知。王學義將老齡化視為人口現代化過程中必然經歷的人口轉變現象,與現代化生產方式相輔相成。多位學者都認為本著健康老齡化的原則,通過生產力的發展與科學技術的進步,完全可以克服老齡化的負面影響,而通過建立各種養老保障機制可以將老齡化的不良影響降低到最小。

2.2　基於健康老齡化的老年健康研究狀況

基於對「積極老齡化」和「健康老齡化」的回應,各國各領域學者紛紛對老年健康展開了大量研究和調查。中國關於健康老齡化的調查及研究已進行20餘年,研究初期,醫學研究者在研究過程中扮演著絕對主角的角色,對於推動調查和研究的開展起到了至關重要的作用,而社會科學相關研究人員進入該領域則是在20世紀90年代以後。根據之前對老年健康的定義,我們從生理、心理和社會完好三個方面來闡述目前關於老年人健康問題的研究狀況。

2.2.1　關於老年生理健康研究狀況

基於對世界衛生組織「健康老齡化」的回應,關於老年健康影響因素的研究,很多國家和國際組織都已積極開展。歐盟牽頭實施的「老齡健康的遺傳學」(Genetics of Healthy Aging, GEHA)研究項目,涉及人口學、遺傳基因學、老年醫學、分子生物學、遺傳流行病學、生物信息與統計學等多學科領域,由各方面專家參與協作完成,以確定老年人的生理基因與社會環境各因素之間是否存在相關性。該研究樣本涉及來自11個歐盟國家的2,650對90歲以上有親戚關係的老年人,以及這2,650個長壽老人子女及配偶,其平均年齡也達到了62歲。GEHA項目組認為相對於大樣本的關聯研究(Association Study),兄弟姐妹連鎖研究(Link Age Study)有著自身的優勢,將更有利於尋找那些對健康長壽產生較大影響的基因,為健康老齡化提供理論指導。在國外關於老人生活自理能力的研究中發現,同一地區低收入甚至貧困的老人,通常

生活自理能力較差①，不過也有反面案例顯示生活自理能力與經濟狀況優劣並不存在顯著關聯②。基於橫向數據的研究結果顯示農村老人的生活自理能力比大都市老人往往要差些③，但 Barberger 認為沒有什麼顯著差異④，不過尚無學者認為經濟或生活環境相對較低的老人會比相對較高的老人呈現更好的自理能力。而中國也陸續開展了老年健康專項調研。2000 年，中國老齡科研中心在全國 20 個省、直轄市、自治區組織開展了《中國城鄉老年人口狀況一次性抽樣調查》，2006 年在此基礎上又開展了《中國城鄉老年人口狀況追蹤調查》，以掌握中國城鄉老年人基本健康狀況的變化情況，以及老年人養老服務需求的增長情況等，以方便制定健康老齡化戰略。

文獻研究發現，老年人生理功能與軀體健康狀況不容樂觀。老年人生理健康狀況呈現出一種「一低三高」現象，即生活自理能力比例低，健康疾患比例高，慢性病比例增高，因病致殘及其他殘疾比例高。生活自理能力方面，城市老年人口與農村老年人口對比來看，其中生活能夠完全自理的城市老人占 85%，農村老人占 79%；能夠部分自理的城市老人占 10%，農村老人占 14%；完全不能自理的城市老人占 5%，農村老人占 7%。總體來看，城市老人的生活自理能力好於農村老人，但是比例都不高。⑤ 疾患問題方面，衛生部調查表明⑥，65 歲以上老年人的住院率高達 84%，兩週患病率超過 3 倍，過半老年人有慢性病史，人均患有 2~3 種疾病，傷殘率是全人口比率的 3.6 倍，住院時間為其他人口比率的 1.5 倍。另外，全國第二次殘疾人口調查表明，全部殘疾人中約有 51% 為 60 歲及以上的老年人，共計 4,416 萬人。綜上，中國的老年人的發病率和致殘概率水平都偏高。

---

① LANDERMAN L R, FILLENBAUM G G, PIEPER C F, et al. Private health insurance coverage and disability among older Americans [J]. Journal Gerontology: Social Science, 1998, 53B (5): 258-266.

② VAN GROENOU M I B, DEEG D J H, PENNINX B W J H. Income differentials in functional disability in old age: Relative risks of onset, recovery, decline, attrition and mortality [J]. Aging Clinical and Experimental research, 2001, 15 (2): 174-183.

③ GUPTA I, SANKAR D. Health of the elderly in India: A multivariate analysis [J]. Journal of Health and Population in Developing Countries, 2002 (6).

④ BARBERGER-GATEAU P, CHASLERIE A, DARIGUES J F, et al. Health measures correlates in a French elderly community population: The PAQUID study [J]. Journal of Gerontology: Social Sciences, 199, 47 (2): 588-595.

⑤ 郭平, 陳剛. 中國城鄉老年人口狀況追蹤調查數據分析 [M]. 北京: 中國社會出版社, 2009: 4-9.

⑥ 高利平. 山東省老年人口健康狀況及影響因素研究 [D]. 濟南: 山東大學, 2011: 16.

2.2.2 關於老年心理健康研究狀況

根據以往的研究結果，有學者將老年人心理健康的內涵分為五個主要方面[1]：認知功能基本正常；情緒特徵基本穩定；交往能力基本穩定，人際關係和睦；開朗樂觀人格健全；社會適應能力良好，有應對應急事件的心理能力。這種理論構想通過因素分析效度檢驗已得到證實。有學者從客觀因素、主觀因素兩個方面研究老年心理健康。其中客觀因素包括老年人口學特徵和健康狀況、患病數以及其他家庭經濟或社會因素等；主觀因素主要為各種幸福感和滿意度。還發現老年人的生理及社會支持等因素對心理健康的影響特別大，伴隨著軀體的衰老以及對疾病擔憂或對死亡的恐懼，老年人出現負面情緒多以及自評健康狀況差等現象，在生活上的消極應對方式是影響老年人心理健康的首要影響因素，而社會支持利用度或負性生活事件也是重要因素。在研究方法方面，國內針對老年心理健康的全面調查研究不多，目前對於老年心理健康的評估大多採用自陳式問卷進行心理測量，以引進國外問卷為主。[2] 如：康奈爾老年心理狀態表（Geriatric Mental State Schedule，GMS）及症狀自評量表（SCL-90）。採用的其他量表還有：焦慮自評量表（SAS）、抑鬱自評量表（SDS）、艾森克個性問卷（EPQ）、醫院焦慮量表（HADS）、社會支持評定量表（SSRS）等。然而其中有些問卷項目的選擇主要為了臨床鑑別症狀，並不適用於心理健康的調查研究；有些問卷題目太多，篇幅太長，因此需要進行改造。吳振雲等根據中國國情編製了「老年心理健康問卷」，王岩等（2012）[3] 以北京 101 名養老機構老人及 1,350 名社區老人為例，利用老年抑鬱問卷簡版（GDS-15）及老年焦慮問卷（GAI）工具測量他們的焦慮和抑鬱水平。

文獻研究發現，心理疾病在國內老年人口中呈年輕化趨勢，人數逐年增加，其中抑鬱症、焦慮症、強迫症並稱常見的三大類型心理疾患，威脅老年健康。中國高齡老人健康長壽跟蹤調查數據顯示，65 歲以上老人大部分有負面情緒，存在明顯衰老感的老年人占 40%，存在時常抑鬱感的老年人占 45%，時常感覺孤獨的老年人占 50%，個性發生改變的老年人占 55%。[4] 此外，老齡

---

[1] 黃三寶，馮江平. 老年心理健康研究現狀 [J]. 中國老年學雜誌，2007，12（27）：2358-2359.

[2] 吳振雲. 老年心理健康問卷的編製 [J]. 中國臨床心理學雜誌，2002，10（1）：12-31.

[3] 王岩，唐丹，冀先旻，王大華. 不同養老方式下老年人焦慮抑鬱狀況比較 [J]. 中國臨床心理學雜誌，2012，20（6）：686-670.

[4] 李志武，黃悅勤，柳玉芝. 中國 65 歲以上老年人認知功能及影響因素調查 [J]. 第四軍醫大學學報，2007，28（16）：1518-1522.

化社會還會帶來家庭的「空巢化」，空巢老人大都心情焦慮、抑鬱、惆悵孤寂、行為退縮，其心理健康水平甚至更低於同齡組人群。另外，老年人的生理衰老通常也伴隨著心理的變化，由於老年人對疾病的擔憂或對死亡的恐懼會產生焦慮或抑鬱的情緒等負面情緒，進而影響心理健康，甚至出現認知功能障礙和自評健康狀況差等現象。在心理負面情緒方面，陳志武（2007）等發現老年人的常見心理疾病也不容忽視。一份來自中國高齡老人健康的跟蹤調查數據顯示，65 歲以上老年人口中約 39% 的人存在認知方面的問題，負面情緒也較為普遍，57% 的老人感覺自己缺乏生存意義，50% 的老人存在孤獨感，45% 的老人存在抑鬱感，55% 的老人發覺自我性格上有改變。在自測健康水平的城鄉比較方面，認為自己健康狀況很好的城市老人占 5%，農村老人占 4%；認為自己健康狀況較好的城市老人占 23%，農村老人占 20%；認為自己健康狀況一般的城市老人占 53%，農村老人占 51%；認為自己健康狀況較差的城市老人占 16%，農村老人占 21%；認為自己健康狀況很差的城市老人占 4%，農村老人占 6%。與生活自理能力一樣，城市老人的自測健康水平好於農村老人，但是比例都不高。總體來說，目前中國老年人的心理健康狀況不容樂觀。

2.2.3 關於老年社會完好研究狀況

在社會完好方面，有很多學者通過學術上較新穎的社會資本視角來研究老年健康干預。M. Kamrul Islam 等（2006）[1] 在研究社會資本、社會公平和人口健康的關係中，通過 42 篇健康與社會資本關係的研究文章，發現無論社會公平（收入分配方面）的程度如何，人口健康與社會資本之間存在某種正相關關係，而在社會制度相對公平的國家，健康受到個人社會資本的影響更加積極且明顯，而不同社區之間的社會資本在解釋地區之間人群健康差異的問題上作用並不是很明顯。國內學者白玥等（2005）[2] 利用多元線性迴歸模型，將聯合國開發計劃署、世界衛生組織及世界銀行聯合公布的 173 個國家在 2000 年時的民主政治、經濟發展、衛生服務、能源利用、社會發展和教育等 17 個指標，和出生時平均預期壽命指數進行迴歸分析后發現，在這些影響人群健康水平的社會因素中，有 5 個以上的指標不是衛生部門指標，而更加偏向於社會資本的職能，因此更適宜於用社會資本的理論加以解釋，並認為人群健康水平的提高，

---

[1] KAMRUL M, ISLAM, JUAN MERLO, I. CHIRO, KAWACHI, MARTIN LINDSTRIM, ULF-G. Gerdtham. Social capital and health: Does egalitarianism matter? A literature review [J]. International Journal for Equity in Health, 2006 (5).

[2] 白玥，盧祖洵. 社會因素與人群健康狀況關係研究 [J]. 中國衛生經濟，2005，9：76-81.

不能單純依賴衛生部門的職能，而更應該注重社會資本的充分創造並加以利用。

在人口學領域，美國學者 Louis G. P. 等①基於對本國老年人口的研究總結出了長壽的人口學規律。比如：女性比男性長壽，已婚狀態利於長壽，生活在西部（或市郊）有利於長壽等。不過這些規律儘管是基於美國人口數據的研究，適用性上有極大局限，特別是研究區域的局限性導致的數據結論在美國以外可能失去說服力，並且有些影響長壽的人口學因素如性別、人種等與生俱來，並不能起到積極作用等，但通過人口學因素全國範圍規範化地探討長壽規律對於后來學者很有借鑑意義。國內老年健康研究方面的成績也是碩果累累，其研究領域已從疾病、死亡和壽命等方面，逐步擴大到社會、醫療和保障領域，研究對象更加細化，有專門針對高齡老人的研究，也有針對女性老人、失能老人、貧困老人、養老照護、臨終照護等的研究。中國學者曾毅（2004）②通過生活方式、飲食習慣和居住方式等多因素分析和探討了高齡老人長壽問題。1992 年，中國老齡科學研究中心在開展的兩項關於老年人健康長壽和供養體系的調查，非常深入和全面地研究了老年人生理健康的影響因素，特別是「中國高齡老人健康長壽影響因素研究」被認為是世界上規模最大的此類專項之一（Koenig, 等，2001）③。該項目將健康自評及生活自理能力作為老年人健康的衡量指標，研究了高齡老人生活健康的影響因素。此外，通過不同養老模式來探討養老質量及老年人口健康干預問題，在國內學者中也日趨普遍起來。有些研究者按時間縱向梳理了養老模式的歷史演繹歷程及變化趨勢（陳功，2003）④，有些學者則從橫向比較的角度探討目前多樣化的養老模式對於養老的差異性影響（章曉彭，2007）⑤，還有學者通過走訪比較社區居家養老、社區機構養老、機構養老不同機構，探討其對老年人生活質量的影響（劉金華，2009）⑥。既有對以家庭養老和社區養老為主的模式進行的對比探討，也通過對機構養老的研究（畢素華，等，2005⑦；桂世勛，2001⑧；謝鈞，等，

---

① LOUIS G POL, RICHARD K THOLNAS. 健康人口學 [M]. 陳功，等，譯. 北京：北京大學出版社，2005：25-26.

② 曾毅. 健康長壽影響因素分析 [M]. 北京：北京大學出版社，2004：245.

③ KOENIG H G, MCCULLOUGH M E, LARSON D B. Handbook of religion and health [M]. Oxford: Oxford University Press, 2001：514-554.

④ 陳功. 中國養老方式研究 [M]. 北京：北京大學出版社，2003.

⑤ 章曉彭. 城市居家養老評估指標體系的探索 [M]. 上海：百家出版社，2007.

⑥ 劉金華. 基於老年生活質量的中國養老模式選擇研究 [D]. 成都：西南財經大學，2009.

⑦ 畢素華. 發展民辦養老機構的若干思考 [J]. 蘇州大學學報（哲學社會科學版），2005，5：63-67.

⑧ 桂世勛. 合理調整養老機構的功能結構 [J]. 華東師範大學學報（哲學社會科學版），2001，5：31-35.

2000①），對各種現有理論之間的利弊進行分析與辨析。在對國外養老模式的借鑑研究中，一些學者認為，中國傳統的基於儒家孝道思想的依靠子女的傳統養老照護模式，在中國社會發展進程和國際化的大背景下將難以維繫，需要借鑑和模仿西方現代社會特別是美國社會的養老制度，建立一整套符合現在經濟社會環境的養老照護體系（劉乃睿，於新循，2008②；尹尚菁，杜鵬，2012③）。然而，國內關於老人健康照護問題的研究，有些照搬國外養老機構營運模式，有些局限於對發達國家先進照護的經驗羅列或總結，有些局部借鑑國外量表工具進行基於定性或定量問卷調查的研究，在分析方法上多以相關性描述為主分析養老中社會因素的必要性。迄今為止，運用整套循證實踐標準方法並採用隨機對照試驗實地調研老年人口健康的研究不多見。

文獻研究發現，中國老年人社會完整性問題呈現城鄉二元分佈，城市老年人與農村老年人所呈現的社會完整性問題大不相同，城市老年人往往表現為缺少社會參與、缺乏興趣愛好、缺失活動場所，導致社會參與率低，出現社會孤立現象，進而出現心理或生理問題。而農村老年人問題目前仍然集中在養老資金及醫保支持問題，缺醫少藥、看病難、看不起病的現象還很嚴重。

2.3 循證實踐的爭議與發展

伴隨醫學的發展循證實踐產生了。同時對於證據的概念以及證據分級模式的爭論也從此誕生了④⑤。爭論中循證實踐不再局限於滿足社會參與及政策公平主義的訴求，被賦予承擔社會科學的使命。

作為生根於醫學的一門學科，循證實踐的基本概念源自循證醫學，Sackett 在 2000 年所提出的定義被認為是對其最完整的詮釋⑥。但再往前追溯，關於

---

① 謝鈞，等. 城市社會養老機構如何適應日益增長的養老需求——天津市社會養老機構及入住老人的調查分析 [J]. 市場與人口分析，2000，5.
② 劉乃睿，於新循. 論中國孝道傳統下老年人長期照護制度的構建 [J]. 西南大學學報（社會科學版），2008，5.
③ 尹尚菁，杜鵬. 老年人長期照護需求現狀及趨勢研究 [J]. 人口學刊，2012，2.
④ SACKETT D L, ROSENBERG W M C, GRAY J A M, et al. Evidence based medicine: What it is and what it isn't [J]. British Medical Journal, 1996, 312: 71-72.
⑤ WILLIAMS D D R, GARNER J. The case against 『the evidence』: A different perspective on evidence-based medicine. [J]. British Journal of Psychiatry, 2002, 180: 8-12.
⑥ SACKETT D L, STRAUS S E, RICHARDSON W S, et al. Evidence-based medicine: How to practice and teach evidence-based medicine [M]. Edinburgh: Churchill Livingstone, 2002.

循證實踐的第一次明確定義是 Sackett 於 1996 提出的:「... conscientious, explicit, and judicious use of current best evidence in making decisions about the care of individual patients. The practice of evidence based medicine means integrating individual clinical expertise with the best available external clinical evidence from systematic research.」即「在病人單獨照護的決策中，認真、明確並明智地使用當前最佳證據（作為判斷依據）。循證醫學的實踐就是指從研究中系統地結合最佳的、適合的外部（環境）臨床證據以整合各個臨床專業知識」。

這被公認為是對循證實踐最原始的定義。首先，這個定義本身暗示著證據不能直接給予答案，但是可以被恰當地考慮和應用。這是非常難得的在專業領域體現出的對決策公平的真正重視。假想對於證據沒有判斷地武斷使用將產生多大的偏倚，雖然各學者對於證據的判斷各有依據，但系統地提出通過明確的方法判斷證據，循證實踐尚屬首例。其次，這個關於當前最佳證據的描述並未限定在隨機對照試驗領域，實際操作中如果隨機對照試驗證據缺失，其他證據也會被納入考慮，只要服從系統評價原則即可。最后，循證實踐被描述為一種以研究對象為中心的模式，研究者以此搜尋證據，研究方案。證據根據個體對象的情況、行為方式、價值觀及偏好的不同而調整。循證實踐這一思想深深地影響著當今的社會科學領域，眾多循證實踐支持者開始致力於推廣和應用由循證實踐基礎定義推導出的各種實踐特徵模型。

2.3.1 支持者與反對者之爭

Chalmers[1] 在對循證實踐的發展中做出了卓越的貢獻。他的工作貫穿醫學與社會學領域，主張以一個專業研究者的態度，正確地使用證據，認為隨機對照試驗是一種減少偏倚的重要工具，可以為循證醫學提供可信的證據。同時認識到，原本嚴格的、科學的證據，如果決策者不結合實際情況加以應用，對於研究對象來說是非常有害的。所以循證方法是選擇有效隨機對照試驗不可或缺的方法。另外他認為研究者的主觀判斷也非常重要，他甚至嘗試把自己放在一個研究對象的位置，體會他們對專業知識和決策過程的感受，通過病人的預期與需要，判斷證據是否恰當。為此 Chalmers 提出了一個被稱為「基於證據告知的政策與實踐」模型。

---

[1]　CHALMER I. What do I want from health research and researchers when I am a patient? [J]. British Medical Journal, 1995, 310: 1315-1318.

而 Hammersley[①] 是 Chalmers 最直言不諱的批評者。他質疑循證實踐中對專家意見考量的減低，質疑 Chalmers 感知的所謂偏倚和無批判的實踐是無用的表象的實踐，提出剝離專家意見的實踐證據案例是沒有引用價值的。Hammersley[②] 還重點批判了系統評價過程。他認為這個過程不正確地將研究目的假設為「哪一種方案最佳」。不過他同樣強調專家意見的絕對重要性，並批判在系統評價中沒有正確地考慮專家意見的中心位置，而是總是在強調哪一個證據的功效是最佳的，偏離了問題的本質。同樣是批判方的 Dore 等[③]認為雖然循證實踐開闢了一條新道路，使得證據被臨床醫生或專家批判地分析及應用，但卻擔心循證實踐不會充分考慮專家判斷，表象的實踐經驗（數據）卻被一次次地在文獻中重複。

Hammersley 與 Chalmers，一個被定位成循證實踐的支持者，另一個則是批判者。他倆的爭論在眾多學者爭議中頗具代表性。雙方都聲明高質量、嚴格的研究證據對於支持臨床實踐干預的重要性，但認定標準有所不同。雙方也都同意專家意見是關鍵，但重要性級別各有不同。這些批判不但出現在循證醫學領域，也反應在相關社會科學循證實踐的文獻中。

2.3.2 循證實踐學派之爭

英國學者 Trinder[④] 將社會科學領域的循證實踐支持者歸為兩派：經驗主義者（empiricist）以及實用主義者（pragmatist）。她認為經驗主義者提倡一種更接近於循證醫學的模式，依賴於證據分級和實驗研究的設計，以便確定何種證據最為有效。相反，實用主義者提倡一種更為松散的證據定義，傾向於更為大眾化的模式，致力於提高研究與實踐的關聯度和轉化性。Trinder 還發現，沒有任何一方的觀點可以占主導地位，提倡在有關證據定義的爭論中減少無意義的哲學邏輯爭論，將更多的注意力放在現有的循證實踐數據庫上，致力於轉化與推廣。此外，他還非常強調實踐過程中管理的作用。在他的論述中，極為強

[①] HAMMERSLEY M. Is the evidence-based practice movement doing more good than harm? Reflections on Iain Chalmers' case for research-based policy making and practice [J]. Evidence & Policy, 2005, 1（1）：85-100.

[②] HAMMERSLEY M. On 『systematic』 reviews of research literatures：A 『narrative』 response to Evans & Benefield [J]. British Educational Research Journal, 2001, 27（5）：543-554.

[③] DORE I J. Evidence focused social care：On target or off-side? [J]. Social Work & Society, 2006, 4（2）.

[④] TRINDER L. Evidence-based practice in social work and probation [M] //L TRINDER, S REYNOLDS. Evidence-based practice：A critical appraisal. Oxford：Blackwell Science, 2000：138-162.

调研究对实践以及政策制定的重要性,同时也提出了大众对於实践者以及管理方应尽责任的诉求,「搁置争议,共同开发」是其主导思想。

Plath[①]进一步说明了经验主义者与实证主义者的区别。他提出受循证理论的影响,实证主义(positivism)、实用主义者(pragmatist)、政治家、后现代主义(postmodernism)已经形成多种不同的研究方法,他们都认为研究中证据应该直接面对实践。然而实用主义者强调证据的使用性与相关性应该优先予以考虑,并提出了「研究与实践的共生关系」[②]。当在政策干预中讨论证据的使用策略时,循证方法作为一个游说工具或是辩护手段被政治家们所推崇。后现代主义则考虑塑造一种关于证据的感知,据此可以更加明确干预措施的作用,更加理解经验的意义及专家的角色。Trinder 和 Plath 实证分析了多所经常发生衝突的学校,鉴於充分考虑研究对象的複杂性,他们认为循证实践的干预研究方式是目前认知社会的最有效工具。受这些理论的影响,循证实践文献中呈现出了多种干预研究方式。

2.3.3 对研究本质之争

社会科学中循证实践的拥护者认为其能够使研究对象(对象)在权利上被授权或被告知决策过程。通过循证方法将决策过程透明化,「根据最佳的、最恰当的科学信息,受託於回答研究对象『什麼才是你的最佳干预方案』这一问题」[③]。实践者(决策者)授信於透明、规范地选择恰当证据,结合自身经验提供干预决策。为了更加规范这一决策过程,有学者建议对实施循证实践的研究对象出抬临时性的法律予以保护[④],而循证实践被视为是实践者对研究对象承诺与责任的一部分。Gambrill 是社会工作领域循证实践的忠实拥护者。她认为目前对循证实践概念的探寻已经步入一个新的阶段,主张重视研究中伦理道德因素,重视研究对象的感受和意见。不可否认,在这样的模式下循证实践的定义再次被扩张了,基准比较法(guideline approach)并不再适合社会干

---

① PLATH D. Evidence-based practice [M] //M GRAY, S A WEBB. Social work theories and methods. London: Sage Publications, 2008.

② GRAY M, PLATH D, WEBB S A. Evidence-based social work: A critical stance [M]. Oxford: Routledge, 2009.

③ ROBERTS A R, YEAGER K R. Systematic reviews of evidence-based studies and practice-based research: How to research for, develop, and use them [M] //A R ROBERTS, K R YRAGER. Evidence-based practice manual [M]. Oxford: Oxford University Press, 2004.

④ MYERS L L, THYER B A. Should social work clients have the right to effective treatment? [J]. Social Work, 1997, 42 (3): 288-298.

預研究，因為它忽視了決策的倫理道德因素。據此循證實踐不但提升了決策的透明度，而且將研究證據與研究對象的縫隙有效縮小了。而 Shlonsky 和 Gidds[①] 支持一個與此相似的、強調研究對象重要性的、以決策過程為導向的概念，同樣認為基準比較法是無根據的、不可信的方法。Cambrill[②] 則將循證實踐看作是一個自下而上再下的過程，始於研究對象終於研究對象，認為決策應該合理地考慮研究對象的價值觀與偏好，而專家意見應該服從於實踐者的認知以及合適的干預證據。循證實踐作為一個決策過程，致力於在不同環境中針對不同研究對象提供個性化干預方案。Pollio[③] 批判了簡單的概念化的方法（conceptualized approach），認為循證實踐是一個「藝術」的過程，需要根據背景條件及互動，傳達不同的證據給每一個不同的研究對象。這種形式的干預過程是一個將循證實踐傳達給研究對象，通過實踐者專業手段滿足研究對象需求的過程。[④]

相反，批判者 Dore 則將循證實踐視為對社會科學有害。他認為其失敗之處在於脫離了研究的本質，而關注不該關注的問題。Gambril 等其他附和者也持相似觀點，認為在解決問題時研究對象擁有理性的判斷力和邏輯思考方法，不能夠利用證據和實踐者的經驗來調節某些因素的權重，研究對象能夠根據專家意見自我調整以配合實踐。這裡我打一個形象的比方以方便理解：對於癌症患者一般醫生會提出化療決策，而病人具有自我理性決斷自己是否參加化療；而循證實踐者會根據環境因素決策，甚至提出放棄化療的保守治療方案。Luitgarden[⑤] 認為研究對象根據專家意見作出理性選擇與社會實踐者的直覺本質兩者具有異質性，並不能說循證研究脫離了研究本質，而是擴張了研究的本質。

簡而言之，循證實踐的批判者大都信奉經典，堅持循證實踐理念出現之前

[①] SHLONSKY A, GIBBS L. Will the real evidence-based practice please stand up? [M] //A R ROBERTS, K R YEAGER. Foundations of evidence-based social work practice [M]. Oxford: Oxford University Press, 2006.

[②] GAMBRILL E. Evidence-based practice and the ethics of discretion [J]. Journal of Social Work, 2010, 11 (1): 26-48.

[③] POLLIO D E. The art of evidence-based practice [J]. Research on Social Work Practice, 2006, 16 (2): 224-232.

[④] HOPE T. Evidence-based patient choice and psychiatry [J]. Evidence Based Mental Heath, 2002, 5: 100-101.

[⑤] LUITGARDEN G M J V D. Evidence-based practice in social work: Lessons from judgment and decision-making theory [J]. British Journal of Social Work Advance Access, 2007 (November 30): 1-18.

的範式思維邏輯並以此質疑循證實踐。而循證實踐的支持者將Sackett[①]在循證醫學中定義的奉為經典描述，認為循證實踐包含了研究對象群體的價值觀及偏好的科學決策過程，是未來科學的發展方向。

2.3.4 關於黃金標準之爭

雖然循證實踐逐漸被研究者廣泛接受，然而社會科學對其的認識卻相對落后[②]，這歸因於其本身定義的缺陷及對證據理解的缺失。對此證據分級方法被提出來，用於反駁批判者所謂以研究對象為中心的決策過程，並樹立社會科學中的證據標準。迄今為止，證據分級被視為一個非常有效的、確保證據質量合格的手段，也被視作是嚴格的、教條式的理論框架呈現在支持者的研究中，不過在循證醫學的應用遠遠多於社會科學。在社會科學的循證實踐領域M. W. Fraser等構建了一種對證據進行分級的、金字塔式的證據分級圖（圖2.2），在循證實踐領域被奉為經典。

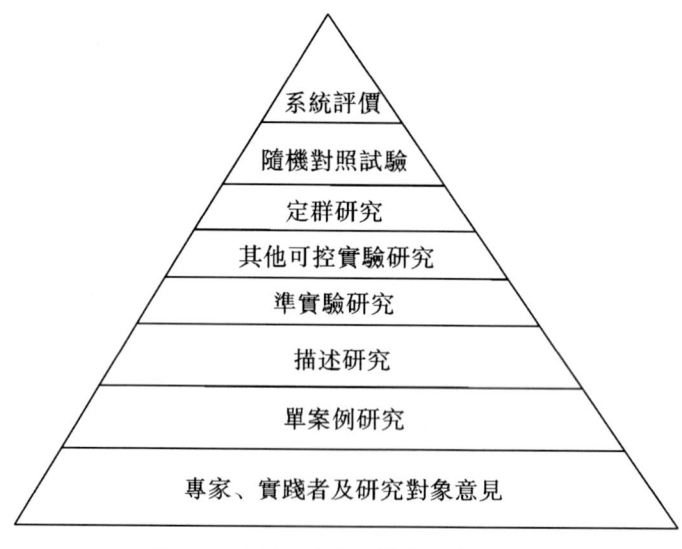

圖2.2 定量研究金字塔式證據分級圖

---

① SACKETT P W M C, HAYNES R B. Evidence-based medicine: How to practice and teach evidence-based medicine [M]. Edinburgh: Churchill Linvingstone, 2000.
② MOSELEY A, TIERNEY S. Evidence-based practice in the real world [J]. Evidence & Policy, 2005, 1 (1): 113-119; Murphy, A., McDonald, J. Power, status and marginalization: Rural social workers and evidence-based practice in multidisciplinary teams [J]. Australian Social Work, 2004, 57 (2): 127-136.

與此相似，Rosenthal① 定義了另一個金字塔形證據分級圖：

第一層：系統評價或元分析，定義明確的可控研究
第二層：定義明確的獨立實驗研究（隨機，可控）
第三層：定義明確的準實驗研究（非隨機，可控）
第四層：定義明確的非實驗研究（非隨機，可控）
第五層：案例序列，臨床案例，基於批判評價的專家委員會報告
第六層：基於臨床經驗的權威專家意見

顯然第二個模型沒有第一個細化和清晰，最值得注意的不同之處是第二個模型中缺乏研究對象意見項，當然研究對象有可能被包括在「權威專家意見」欄目中，但卻是硬傷，而第一個解釋圖分層明晰、結構清楚，因此多數循證實踐支持者都推崇第一個模型。然而，各種循證實踐證據模型中系統評價都被認為是等級最高的證據，被譽為證據中的「黃金標準」②③。相對於其他方法而言，這是目前被證明為最能有效減少誤差、達成精確分析的辦法。④

而以 Denzin⑤ 為代表的學者堅定地反對單一黃金標準證據概念，將這樣的證據分級視作哈貝馬斯預言的現世報應，據此人權與民主會常常妥協於實證主義與經驗主義，意識形態會悄無聲息地影響決策。他將證據分級視為威脅，稱其偏離社會科學研究本質，不顧政治、倫理、環境在社會領域中的複雜性。這也許正是自然科學方法與社會科學方法結合的致命缺陷。另一批判者 Pawson⑥ 重點質疑了系統評價的價值，發現其過程存在潛在漏洞，即可能造成對研究的曲解，無法提供有效信息，或是遺漏有價值的證據來源。Hammersley 批評系統評價沒有充分考慮干預實施的背景情況，曲解了研究的陳述性能力，而只關注「哪個最有效」的問題。他主張研究中更重要的應該是回答「為什麼？如何做？在什麼環境做？」等問題。而系統評價產生的特定環境與背景中，結果可

---

① ROSENTHAL R N. Overview of evidence-based practice [M] //A R ROBERT, K R YEAGER. Evidence-based practice manual. Oxford: Oxford University Press, 2004.
② GUERON J M. Building evidence: What it takes and what it yields [J]. Research on Social Work Practice, 2007, 17 (1): 134–142.
③ SOYDAN H. Applying randomized controlled trials and systematic reviews in social work research [J]. Research on Social Work Practice, 2008, 18 (4): 311–318.
④ BORUCH R. Encouraging the flight of error: Ethical standards, evidence standard, and randomized trials [J]. New Direction for Evaluation, 2008, 113 (Spring): 55–73.
⑤ DENZIN N K. The elephant in the living room: or extending the conversation about the politics of evidence [J]. Qualitative Research, 2009, 9 (2): 139–160.
⑥ PAWSON R. Evidence-based policy: A realist perspective [M]. London: Sage Publications, 2006.

能僅僅被視為證明其試驗成功而已。然而對於決策而言，著眼於在當前環境下貢獻有意義的結果才是研究的價值。他推薦一種現實綜合法，通過充分考慮環境層面因素，如社會支持或人際關係對於干預的影響，在既定的研究背景中以更廣義的框架進行系統研究。他的方法與澳大利亞的一些研究者產生了共鳴。最近澳大利亞住房與城市研究所（AHURI）採用了這種現實綜合法，以研究無家可歸者項目。①

然而，循證實踐方法本身就來源於自然科學與社會科學的交叉點——醫學，其方法邏輯源頭旨在綜合各方法學優點，對此楊文登認為循證實踐是社會實踐領域科學化的重要方式，最終將在人文社會科學的實踐領域內形成一種基於自然科學，但又不同於自然科學的新的實踐形態。同時，一些文獻表明了隨機對照實驗在社會科學中的可能性及可行性。例如 Gueron 描述她在美國參與了一個有關公共福利項目的隨機對照試驗，她解釋說雖然對管理者來說代價昂貴，且在倫理方面頗受爭議，但這類試驗研究提供了一套系統的、描述性強的客觀數據，有助於區別福利項目中一些具體的概念混淆。她很清楚這類試驗不會被認定為一種值得提倡的方法，因為在報告正面信息的同時必然伴隨負面的發現，即使這些數據信息量可能非常豐富，不過會受政治影響，使得這些數據報告和諧消失，以維護政治局面的穩定。另一個支持者 Boruch 則將循證實踐視為社會科學中的「基督降生」，認為隨機對照試驗是一種極具價值的工具，賦予了社會科學減低偏倚的能力。他認為正因如此倫理方面的因素才在美國受到了重視，並且將隨機對照試驗視為是在嚴重社會矛盾中顯示正義、公平的契機。這樣一來潛在的很多解決方式及干預措施會被探討和思考，相對於常規研究方法得到的結論，其結論可能更加可信，更易於推廣，其間人權也更加得到了重視。Berk② 則羅列了隨機對照試驗的各種優勢和受到的質疑與挑戰，提出「如果事實是被告知的，那麼將沒有所謂黃金標準」。他相信雖然受到各種質疑，但循證實踐方法論原則上相比其他研究比如觀察法研究更讓人放心。儘管隨機對照試驗有瑕疵，但在社會科學的「經驗技術」中一直是最有效的工具之一。

人類認知真理的過程，本身就是一個無限接近的過程，不可能一蹴而就，比如從鑽木取火到打火機再到未來取火技術，這本身就是一個自我發展與完善

---

① GRONDA H. What makes case management work for people experiencing homelessness? [M]. Australia: Australian Housing and Urban Research Institute, 2009.

② BERK R A. Randomized experiments as the bronze standard [J]. Journal of Experimental Criminology, 2005, 1: 417-433.

的過程，到目前為止還沒有比隨機對照試驗更能消除研究偏倚、證實結論可靠性的方法，所以不否認隨機對照試驗是目前為止級別最高的研究證據。當然也不是所有在社會科學中循證實踐支持者都必須支持嚴格的證據分級，或者提倡隨機對照試驗。

2.3.5 關於試驗證據之爭

對證據分級最根本的批判之一是不承認試驗提供的證據、實踐者的專業意見以及定性研究方法。Oakley[①]是公認的態度最堅決的循證實踐批判者，特別是在教育領域。她強烈批評和反對隨機對照試驗這個所謂「經驗技術」。她將其視為一種對常規秩序的機械認知。她認為教育是一種人文的傳遞方式，不可能在剝離社會背景的試驗條件中被描述效果，這樣的社會科學最終會變成紙上談兵。而相對於循證方法，採用開放的方法，在現實環境中使用技術、評價技術會產生更多正確的、預見性強的結論。此外，隨機對照試驗在證據分級中絕對優先化原則也頗受爭議，Mullen[②]猜測循證實踐總是被質疑，不僅僅是因為評價定性或定量證據上認知方式的不同，也因為社會科學中缺乏對證據的嚴格定義。他認為根據隨機對照試驗的概念，其試驗過程被嚴格地控制在特定環境中，這一點可能導致對現實世界複雜性反應的失效，最後得出的可能只是一個隨環境而變的研究結果。

然而，在特定背景中研究顯然不是忽略背景因素的研究，據此批判循證實踐是站不住腳的。對此，支持者Fraser[③]提出證據分級標準的執行步驟模型，使得證據分級能夠充分考慮環境因素。在這個模型中，首先是搜索實踐者、研究對象、專家的意見，以推導相應的干預措施，然後確定干預措施以及定性或定量的研究手段，實踐者意見被用於進一步改善干預措施，完成這些步驟之後，隨機對照試驗將在一個恰當且完善的干預環境中得到實施。這樣一來形成一個不但能達成證據分級目的而且可檢測過程的方法路徑，使得各級證據能通過具體的干預對實踐產生效果。而對定性研究價值的質疑，從Cochrane協作網開始，定性研究的價值得到了體現，且循證實踐的研究領域得到了拓寬，它的

---

① OAKLEY A. Resistances to 『new』 technologies of evaluation: Education research on the UK as a case study [J]. Evidence & Policy, 2006, 2 (1): 63-97.

② MULLEN E J, SHLONSKY A, BLEDSOE S E, et al. From concept to implementation: Challenges facing evidence-based social work [J]. Evidence & Policy, 2005, 1 (1): 61-84.

③ FRASER M W, RICHMAN J M, GALINSKY M J, et al. Intervention research: Developing social programs [M]. Oxford: Oxford University Press, 2009.

主要職能是進行健康領域的系統評價。Cochrane 協作網成立了定性研究方法小組，以確定「定性研究如何幫助我們理解實施中的干預措施，什麼方面被評估了，而什麼沒有被評估以及為什麼」①。因此，可以看出，甚至在循證醫學領域，根據證據分級而作出的系統評價是卓有成效的。不過關於定性研究的嚴格性並不能過高估計，因為在定性研究中出現過許多低價值效果的結論，這種方法不是一個與定量研究一樣嚴格可信的方法，將定性發現有效地融入其他研究中，對 Cochrane 協作網來說是重要的挑戰，Daly② 設計了一個定性研究分級金字塔以應對這個挑戰（圖 2.3），他嘗試設計一些標準，使得定性研究同樣可以嚴格分級，並聯繫到實際應用和決策中。然而在實證主義者的理念中循證實踐研究並不重視定性研究。

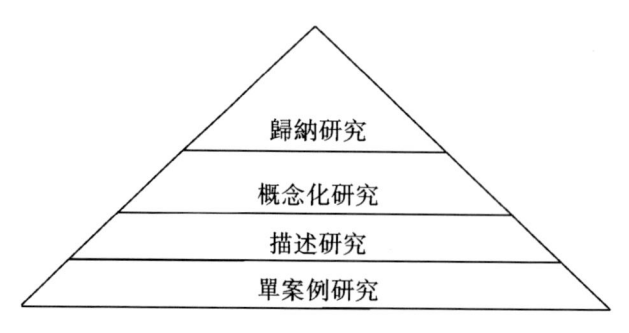

圖 2.3　定性研究金字塔式證據分級圖

儘管有些值得質疑的地方，比如是否因為教條式的分級誤判了一些定性研究的真實價值，不過由於定性研究方法的大眾化，容易被廣泛認知且操作相對簡單，用於說明研究對象的複雜背景與實踐者的個人經驗十分有效，所以通過將各種指標嚴格歸因，形成可操作的分級研究範式，不但可以將循證實踐普及推廣，而且可以更加清晰地說明研究群體或個體環境的複雜性與背景特殊性的問題③。

所謂長江後浪推前浪，一門新興科學總是在爭議中漸漸前行、漸漸壯大、

---

① COCHRANE COLLABORATION. Proposal to establish a Cochrane Qualitative Methods Group [EB/OL]. http://www.joannabriggs.edu.au/cqrmg/about.html，2009-04-22.

② DALY J, WILLIS K, SMALL R, et al. A hierarchy of evidence for assessing qualitative health research [J]. Journal of Clinical Epidemiology, 2007, 60: 43-49.

③ BAXTER L, MITCHELL A. Small voices big noises: Lay involvement in health research: Lessons from other fields [M]. Exeter: University of Exeter, 2001. GLASBY J, BERESFORD P. Who knows best? Evidence-based practice and the service user contribution [J]. Critical Social Policy, 2006, 26 (1): 268-284.

漸漸被認知，然后反過來對現存的知識架構進行否定又再發展。循證實踐雖然產生於醫學，但目前已被廣泛應用於社會學科，與現有社會科學架構融合、補充、相互發展，先後形成了循證護理學、循證教育學、循證管理學、循證社會工作等多門各式各樣、發展水平各異、實踐範圍各不相同的學科。目前的循證實踐已發展為一種成熟的、有效提升實踐行為的工具，一種約束性的、以問題為導向的方法論，在社會學研究中不使用循證分析可能會加劇結果的偏倚程度，無法在複雜的實踐環境中探尋各因素間的邏輯，無法形成有效評估。通過循證實踐視角可以將目標問題升華為對證據本質的認知與解釋。此外，循證實踐還是一種具有極強針對性的解釋性科學與應用方法論，包含了對研究對象的倫理及專業認知上的責任意識[1][2][3]。然而儘管循證實踐在對實踐服務的提升方面已取得公認，但目前它對社會服務的指導能力仍然是非常有限的[4]，特別在國內，將循證實踐有效納入國內的社會科學研究仍待我輩努力。

2.4 基於循證實踐的老年健康及其他社會科學領域研究現狀

2.4.1 基於循證實踐的老年健康的研究現狀

正如前面所講，循證醫學理念出現后，迅速從醫學領域擴展到心理學、社會服務（social work）、管理學等，產生了一系列新興交叉學科，不過迄今為止人口學與循證方法交叉研究的模式尚未產生。目前干預老年健康領域的研究在國外已經從醫學領域的探討拓展到了其他領域，而國內通過循證方法進行老年健康干預則主要集中在醫學領域，僅有少量學者通過與國外循證研究機構合作進行了領域拓展。

隨著人口老齡化，美國推出了面向老年人的聯邦醫療保險。隨著醫療保險

---

[1] CHALMERS I. If evidence-informed policy works in practice, does it matter if it doesn't work in theory? [J]. The Policy Press, 2005, 1 (2): 227-242.

[2] GAMBRILL E. Social work practice: A critical thinker's guide [M]. 2nd ed. Oxford: Oxford University Press, 2006.

[3] THYER B A. The quest for evidence-based practice? We are all positivists [J]. Research on Social Work Practice, 2008, 18 (4): 338-345.

[4] MULLEN E J, BLEDSOE S E, BELLAMY J L. Implementing evidence-based social work practice [J]. Research on Social Work Practice, 2007, 18 (1): 345-338.

的發展，心理治療也納入其保險範圍，許多小型組織以及大型公司都開始在自己的老年療養院裡提供心理治療服務。但是，心理學家要從醫保中分得一杯羹，就得確保自己治療的科學性與客觀性，這樣一來，循證方法在老年人心理治療領域就發展起來。循證心理學家認為循證方法在實踐領域催生了一次心理學上觀念與操作的雙重變革，通過循證實踐在長期以來分裂的研究與實踐之間架設了一座溝通的橋樑[1]（Wendt，2006），目前其研究領域已經廣泛滲透到心理諮詢與治療、行為分析甚至自殺預防等方面，有心理學家甚至開始致力於呼籲「訓練心理學家進行循證實踐」（Hunsley，2007）[2]。目前，有些循證學者從老年照護的視角，研究不同照護主體對老人健康的差異性影響。例如Patricia G. Mottram 等（2007）[3]，通過分析比較在機構或在家裡長期照顧完全失能老年人的差異，形成了系統評價，其研究中分析了大量家庭及社會因素對失能老人照護的影響。再比如 Paul Montgomery 等（2005）[4] 認為個人護理對65歲以上老年人健康的干預影響，相對於其他照護方式存在明顯優勢，但其缺點是費用過高。也有學者在社會政策方面運用循證分析，Skoufias，Emmanuel[5] 在對墨西哥 PROGRESA 系列福利政策的循證研究中提到了60歲以上老人健康受到家庭福利政策的直接或間接影響的情況，特別是在貧困家庭中相關性更為明顯，甚至一些為確保小學生正常上學的福利政策也會對老人健康產生重要影響。Dong B. R. 等（2009）[6] 基於 COCHRANE 數據庫，分析了不同鍛煉對於疏解老年人抑鬱症的效果。總體看來，國際上對老年健康問題的循證實踐研究已非常規模化、規範化、系統化，且成果豐碩，涉及領域廣泛。以COCHRANE 數據庫為例，收錄專門針對老年健康系統評價的研究達到569篇，包括：①數據分析及相關調查類評價可以幫助解決某特定衛生系統問題，例如

---

[1] WENDT D J. Evidence-based practice movements in psychology: Empirically supported treatments, common factors, and objective methodological pluralism [J]. BYU Undergraduate Journal of Psychology, 2006, 2: 49-62.

[2] HUNSLEY J. Training psychologists for evidence-based practice [J]. Canadian Psychology, 2007, 48 (1): 32-42.

[3] PATRICIA G MOTTRAM, KAISU PITKALA, CAROLYN LEES. The Cochrane Collaboration [M]. Hoboken: John Wiley & Sons, Ltd., 2007.

[4] PAUL MONTGOMERY, EVAN MAYO-WILSON, JANE A DENNIS, et al. Personal assistance for older adults (65+) without dementia [EB/OL]. http://onlinelibrary.wiley.com/doi/10.1002/14651858.CD006855.pub2/abstract, 2009-01-21.

[5] SKOUFIAS EMMANUEL. PROGRESA and its impacts on the welfare of rural households in Mexico. International Food Policy Research Institute, Research Report [R]. ISBN 0-89629-142-1.

[6] DONG B R, HE P, LU Z, et al. Exercise for older depressed people [J]. The Cochrane Collaboration, 2009 (1).

關於發展中國家的孕產婦衛生保健不平等性的系統評價[1]；②觀察類研究的系統評價可以呈現相關干預的可能傷害或負面影響，例如關於干預老年人長期居住護理決策的系統評價[2]；③定性類系統評價針對健康問題或某健康問題的衛生系統干預措施的可及性提供依據，例如關於65歲以上（智力正常）老人個人護理系統的評價[3]。

在國內通過循證方法來研究老年健康干預問題也漸漸通過各種國際合作發展起來，由中國循證醫學中心和美國南加州大學社會工作學院的 Hamovitch 人類服務研究中心合作建立的中國循證實踐和政策數據庫（Chinese Clearinghouse for Evidence-Based Practice and Policy）致力於推廣循證實踐方法在宏觀循證決策方面的應用發展，不過其研究主要基於醫學視角。其數據庫的子庫——中國老年心理健康循證數據庫（Chinese Evidence-Based Aging Mental Health Clearinghouse, CEBAMHC）是中國首個社會—心理—環境健康服務的老年心理健康循證數據庫，專門為老年心理健康服務人員和服務對象提供最佳社會支持、心理干預和環境支持的健康干預證據服務。中國老年心理健康循證數據庫由來自美國和中國的相關專家組成的中國老年心理健康顧問委員會負責。委員會首先按照預先設計的老年心理健康干預措施按中國老年人群可推廣性評價標準來篩選適合中國老年人群的基於證據的心理健康干預證據，同時，由來自中國的老年心理健康服務者根據被篩選證據在中國的可推廣性，最終確定需要翻譯轉化的研究證據；隨後，由蘭州大學循證醫學中心組織團隊翻譯篩選的證據；最后，由南加州大學社會工作學院 Iris Chi 教授及其研究團隊核實研究證據翻譯的準確性。此外，中國循證研究者通過不同視角研究了老年健康問題。楊文登等（2008）[4] 評述了多種通過循證心理學干預心理健康的方法。溫靜（2010）[5] 以資產福利個人帳戶政策案例探討參與社會福利政策的公平性，其中涉及了老

---

[1] SAY L, RAINE R. A systematic review of inequalities in the use of maternal health care in developing countries: Examining the scale of the problem and the importance of context [J]. Bull World Health Organ, 2007, 85 (10): 812-8199.

[2] GRAVOLIN M, ROWELL K, DE GROOT J. Interventions to support the decision-making process for older people facing the possibility of long-term residential care [J]. The Cochrane Collaboration, 2008 (8).

[3] PAUL M, EVAN M W, JANE A D. Personal assistance for older adults (65+) without dementia [J]. The Cochrane Collaboration, 2009 (1).

[4] 楊文登等. 循證心理治療評述與展望 [J]. 中國循證醫學雜志, 2008 (11).

[5] 溫靜. 社會政策循證研究探析——以資產福利政策為例 [D]. 濟南：山東大學, 2010.

年人福利問題。王曉娟等（2012）[①] 進行了社區照護干預老年認知障礙問題的隨機對照試驗。但總體來講，目前中國對於老年健康問題的循證實踐研究無論是研究方法還是平臺搭建都尚處於臨摹國際範式的初級階段。

2.4.2 基於循證實踐的其他社會科學領域研究現狀

目前，國內循證實踐類社會科學研究也日益豐富。以「循證實踐」為檢索詞，在萬方、CNKI 兩個數據庫進行檢索，檢索時間為自建庫起至 2015 年 3 月。納入標準為：通過閱讀文題和摘要，納入符循證實踐在社會科學領域的文獻，包括原始研究、二次研究和綜述等。排除標準為：排除重複文獻、單純循證醫學類文獻、會議通知、個人觀點、專家意見及評論等，醫學教學類文獻歸為醫學類故而排除。在所納入的 240 篇文獻中，循證圖書館學占納入文獻的 31.67%（76/240），循證信息檢索學占 17.50%（42/240），循證矯正學占 9.58%（23/240），循證教育學占 7.08%（17/240），循證管理學占 6.25%（15/240），其他各領域共占 27.92%（67/240）。具體情況見表 2.1：

表 2.1　　　　　循證實踐相關文獻的分佈表

研究領域	文獻數量	研究領域	文獻數量
循證圖書館學	76	循證心理學	5
循證信息檢索學	42	循證情報學	3
循證矯正學	23	循證藥理學	3
非醫學類循證教育學	17	循證經濟學	2
循證管理學	15	循證文獻計量學	2
循證期刊編輯	9	循證營養研究	1
循證建築學	6	循證運動訓練	1
循證政策研究	6	其他	29

通過對文獻的分析，循證實踐在中國社會科學領域的文獻數量主要集中在循證矯正學、循證教育學、循證管理學等方面。所謂循證矯正是指在矯正領域內，實踐者在所研究的證據中，遵循最佳證據原則，結合實踐者個體矯正經驗，在矯正對象的配合下，針對矯正對象犯因性特點，開展高效矯正的一系列

[①] 王曉娟，董雁遜，楚秀杰.老年認知障礙的社區干預有利於健康老齡化［J］.中國現代藥物應用，2012，10（19）：128-129.

矯正活動。習慣於一些傳統矯正手段的民警，通常憑藉自己的經驗對罪犯進行矯正，主觀性很強，效果不佳。循證矯正的實踐理念不但可以拓寬民警選擇矯正手段的視野，而且可以實現矯正過程經濟與社會效益的相對最優化。循證教育學是西方最新興起的教育學理論，指「在如何進行教學的過程中，專業智慧與最佳可利用的經驗證據的融合」。中國目前的教學模式是以教師和教材為中心，忽略了學生自主學習能力的培養，學生是知識的被動接受者而非學習的主動參與者。因此，必須進行教學模式的改革。循證管理是一種新的決策範式，其優點在於通過循證管理，管理者站在專家意見和實踐經驗的肩膀上，作出基於充分的社會科學和組織行為研究成果之上的組織決策，使專業決策從基於個人偏好和不系統的經驗轉變為基於最佳科學證據。同時，循證管理實踐評價還是一個不斷反饋的過程，實踐者依據本次實踐的結果，對其進行評價，從而不斷豐富和完善已有的「最佳證據」。但是，循證管理方式與現存的管理模式是有衝突的，必定會受到現實的挑戰。

通過對循證實踐在中國社會科學領域的研究進展和發展現狀的分析，初步得出以下結論：①循證實踐在中國社會科學領域的文獻數量呈逐年增多趨勢，北京地區的研究數量最多；②研究主題在循證矯正學、循證教育學、循證管理學等領域相對較多，在循證經濟學、循證藥理學、循證營養學、循證決策等其他領域相對較少；③研究類型中，大多數為傳統綜述和描述性研究，二次研究較少。如今，循證實踐早已超越當年循證醫學意義上的醫學實踐，成為「基於研究證據進行科學實踐」的總稱，其理念與方法迅速滲透除醫學以外的多個領域，但這些領域在應用循證理念的過程中還遇到很多困難，面臨諸多挑戰。

總體來看，循證實踐理念出現後，迅速從醫學領域擴展到心理學、社會服務（social work）、管理學等，產生了一系列新興交叉學科，不過迄今為止人口學與循證方法交叉的研究模式尚未產生。目前干預老年健康的研究在國外已經從醫學領域的探討拓展到了其他領域，而國內通過循證方法進行老年健康干預則主要集中在醫學領域，僅有少量學者通過與國外循證研究機構合作進行了領域拓展。因此從人口社會學的視角，探討社會因素對老年健康的積極干預能夠有效拓展中國循證研究領域，為中國健康老齡化研究注入新活力，頗有現實意義。

2.5 小結

綜上所述，現有關於老年人口健康的相關文獻，都從各自角度對老齡化的某一方面問題進行了研究，也得出了一些有意義的結論。綜合而言，關於老年健康干預這一主題，以下方面有待進一步研究：

第一，在已有健康老齡化進程的基礎上，於老年生理、心理及社會完整性三方面選取具有代表性的研究領域，探討如何通過積極的干預措施，實現老年健康干預。目前國內研究大多定位於本土數據，已有研究大多為對老年人健康狀況的描述及影響因素的相關分析，其研究方法的準確性與科學性因人而異，特別是在談到干預措施時往往停留在泛泛的描述與建議，更沒提出操作性強的、科學規範的干預措施。非常缺乏干預措施對健康老齡化的積極和消極作用的研究，以及如何進一步將有效措施推廣和傳導的研究。

第二，在已有各式社會學傳統研究範式的基礎上，探討研究過程的科學性、透明性，以減少研究結論偏倚，促進高質量證據的提出。雖然大量的國際通用量表已被推廣到國內社會學研究，運用於問卷調查、田野調查等，但研究過程中不是很強調研究環境的可控性或保證研究採樣的有效時長，一味追求短平快式的證據提出，少有可控試驗研究或隨機對照試驗研究，且在研究過程中對問題的定義五花八門，缺乏命題規範，在許多區域性的項目研究中大多存在取樣方式不規範、健康指標少、樣本局限、數理分析不規範等問題，甚至在同類問題的研究上得出相反結論，而循證理念中的 PICO 法、證據分級及系統評價可有效避免以上問題。

第三，在已有比較豐富的實證研究基礎上，探討如何通過二次整合研究增強結論的科學性。現有文獻對健康老齡化的影響有比較充分的討論，雖然多數研究都秉持傳統的研究範式，但仍然可以通過二次整合研究得出高質量的證據結論。比如在老年健康的綜合評價方面，國內往往跟隨國外的研究方向及範式，傾向於將國外的量表或評價方法進行中國化改進和應用，方法各異，缺乏規範的國際範式研究平臺以整合研究。這樣一來，一方面造成研究過程規範性和透明度不高，研究結論參差不齊，另一方面對使用者來說難以借鑑及推廣。

第四，基於目前老年健康研究在生理、心理及社會完好三方面的拓展研究，運用循證實踐理念，構建研究模型，在充分論證循證方法的可行性與可及性情況下，通過隨機對比試驗、定性研究系統評價及定量系統評價，全方位地

展現循證實踐方法論，最后探討其相對於傳統研究範式的啓迪及應用策略；希望為老年健康提供更多視角的考量，為社會干預工作方法的普及添磚加瓦；相信未來伴隨著社會工作事業在中國的開展，社會干預支持將對老年健康產生直接且積極的影響。通過科學分析社會支持如何對老年健康產生影響，非常有助於未來老年社會工作事業的開展，變被動研究為主動干預，提升老年健康水平。

3 基於循證實踐方法的老年人口健康干預的理論分析

根據前面對老齡化社會的定義，進入老齡化的國家或地區存在占總人口10%以上的60歲以上的老年人，或占總人口7%以上的65歲老年人。因此在老齡化社會中，老年人口素質對整體人口素質的影響非常大，而老年人群存在必然的身體老化與社會關係萎縮等，是各種疾病的高發人群。另外，社會心理疾患如焦慮症、抑鬱症和社交孤獨等在老年人中也很常見。為什麼有些老年人雖然百病纏身卻保持著積極健康的生活？而有些老年人卻一病不起，給社會和家庭帶來承重負擔？如何通過社會或社區層面的干預減少疾病或殘疾的發生概率、降低疾病或殘疾對老人生活質量的影響，使得他們健康生活，或者帶病健康生活，仍然享受天倫之樂，有一個高質量的晚年生活，這不僅是醫學範疇應該面對的問題，也是社會科學應該承擔的責任，更是政府部門亟待解決和應對的棘手問題。因此，在老年人群中開展關於健康改善的干預研究，建立老年人群健康干預系統工程勢在必行。

3.1 老年健康干預的概念界定

3.1.1 健康的概念界定

根據前面對健康的定義，我們認為它是一個多維度概念。1948年，世界衛生組織提出了「健康」的定義：「健康不僅指沒有虛弱或疾病狀態，而且指生理、心理和社會完好各方面保持良好的狀態。」[1] 因此可以看出，健康的內

---

[1] 該定義最早出自於世界衛生組織章程中的導言部分，該章程被1946年6月19日至6月22日於紐約舉行的國際衛生會議採用。章程中「健康」的定義最終於1948年7月4日被正式確定使用。

涵是很全面的，並非單指身體沒有疾病或生理機能失調，而健康狀態不能僅僅以疾病和死亡來評價。20世紀80年代，KATZ構建了一個衡量老年人健康狀況的指標——健康期望壽命，被公認為評價老年健康的普世性指標。① 近年來，學術界對健康的定義也逐漸趨於多元化，中國學者傅東波認為採用多元化指標體系綜合衡量老年人整體健康，更能反應其真實健康水平。② 學者宋新明認為綜合評價的基本內容除了世界衛生組織提出的三個方面以外，還應該包括日常生活功能和經濟狀況③，學者鄔滄萍同樣認為評價老年人的群體健康，需要採用多維指標體系，包括老年壽命、自理能力比例以及自評健康率等進行綜合評價。④ 本書採納1948年世界衛生組織對健康的定義衡量老年健康，採用自評量表定量評價老年人群體健康狀況。

3.1.2 健康干預的概念界定

健康干預，即Health Intervention，從現有的文獻來看，國內外學者對此並沒有統一且規範的定義。關於健康干預的定義多種多樣，《維基百科全書》中是這樣描述的：「健康干預是通過開展身體鍛煉等體育活動，預防不良健康習慣，倡導良好健康習慣。例如禁菸、戒除酗酒和藥物濫用。健康干預可由政府部門或個人組織等不同機構組織施行。」健康干預從字面理解，是為了實現健康目的而進行的針對性干預。追根溯源，健康干預是從「健康教育」和「健康促進」演化而來的。「健康教育」是指通過教育的形式，幫助樹立個人健康理念和健康意識，進而影響個人健康行為，養成有利於身體健康的行為方式和生活習慣，促進健康水平，提高生活質量。健康教育與傳統教育不同，它是以健康為目的提供一系列有針對性的活動，從而建立健康觀念，培養健康行為習慣，其實質是一種干預。在個人或群體面臨健康促進、疾病預防、疾患治療、病后康復等各種健康問題時，有效的健康教育可以提供行為改善所必需的理論知識和技術支持等服務，使得個人或群體能夠改變自身不良習慣，作出正確的行為選擇，形成社會健康環境。⑤ 不過，由此片面地斷言健康干預就是健康教育則不合適。健康干預的目的是「健康促進」而非「健康教育」，因此要認識

---

① 曾毅. 健康長壽影響因素分析 [M]. 北京：北京大學出版社，2004.
② 傅東波，等. 老年綜合健康功能評價及其用途 [J]. 國外醫學社會醫學分冊，1998（2）：19.
③ 宋新明. 老年人群健康功能的多維評價方法 [J]. 國外醫學社會醫學分冊，1993（1）：5.
④ 尹德挺. 老年人日常生活自理能力的多層次研究 [M]. 北京：中國人民大學出版社，2008：9-10.
⑤ 呂姿之. 健康教育與健康促進 [M]. 北京：北京大學醫學出版社，2002.

健康干預就必須先瞭解健康促進。美國健康教育專家 Green 指出：「健康促進是指一切能促使生活條件和行為方式向有益於健康改變的教育與環境支持的綜合體。」世界衛生組織給健康促進的定義是：「它是促進人們維護和提高自身健康的過程，是協調人類與周遭環境之間的關係的戰略，是個人與社會對健康各自所負責任的規定。」這兩個定義所指的環境包括自然、經濟、社會和政治等各個方面的環境，他們都認為健康促進是一種過程、一種手段甚至是一種責任。雖然這樣的定義描繪出了所謂健康促進的輪廓，指明了健康干預的方向，但卻沒有給健康干預一個清晰的定義。

借鑑學者嚴迪英對「干預」下過的定義：「干預是有計劃、有組織地開展一系列活動，以改善行為生活習慣為目的，綜合各種有效手段和策略，降低各種危險水平，預防疾病和殘疾的發生，創造更加有利人類的生活環境和健康氛圍，最終促進個體健康，提高生活質量。」① 從中我們可以看出健康干預的概念，即通過改變目標對象的行為生活方式，創造有利環境，促進健康水平。這個定義基本反應出了促進健康的干預（行為）的含義。基於此，本研究認為健康干預是「健康促進」的配套措施，而「健康教育」只是其眾多形式之一；健康干預是一系列以健康促進為目的的針對性活動、手段和策略。

3.1.3 老人的概念界定

在認識清楚健康干預的概念之後，就需要進一步界定什麼是老年人口健康干預，為此首先就需要搞清楚老年人是指哪類人群。各國學者對老年人的定義無非四大類，即根據生理年齡來界定，根據心理年齡來界定，根據社會年齡來界定，根據年齡段來界定。

（1）根據生理年齡定義，老年人指生理年齡 60 歲以上的人群。

（2）根據心理年齡定義，老年人指心理年齡 60 歲以上的人群。

（3）根據社會年齡定義，社會融入度越深的人其社會年齡越長，漸漸退出參與社會勞動的人，即指社會年齡越衰老。

（4）根據年代年齡定義②，《中國老年百科全書·生理·心理·長壽卷》根據世界衛生組織對老年人的定義，將人的一生依據生理、心理特徵，按年齡劃分為不同的階段，規定 45~59 歲為初老期，60~79 歲為老年期，80 歲以上為長壽期。

---

① 嚴迪英. 社區干預 [J]. 中國慢性病預防與控制，2000，8（1）：44-45.
② 所謂年代年齡，也就是出生年齡，是指個體離開母體后在地球上生存的時間。

顯而易見，不同的年齡劃分方法其特點各異。第一種年齡劃分法雖然簡易且普適性強但過於寬泛，而第二種與第三種劃分方法，採用心理和社會因素來劃分，雖然能夠更深層地反應年齡狀況，具有一定的解釋力，但由於其客觀性不強，很難統一量化實施，具體研究中很難找到一個完全客觀的標準來衡量這一特定人群，就算制定相關標準也很難推廣實施。因此，本研究採納《中國老年百科全書・生理・心理・長壽卷》根據世界衛生組織對老年人的定義，對老年人進行界定，不考慮心理和社會因素。綜上，老年健康干預就是指針對初老期、老年期和長壽期的年齡段人群實施以健康為目的的干預。

3.1.4 老年人口健康干預的概念界定

根據前面的論述，老年人口健康干預是指針對老年人群這一特定對象，以健康為目的而實施的一系列有組織、有計劃的針對性活動、手段和策略。通過有效的老年人口健康干預，可以降低各種危險因素，控制疾病和殘疾發生率，改善老年人不良的生活方式和行為習慣，為其創造更加健康的生活環境，促進個體與群體的健康水平和生命質量。從研究對象來看，在對全體老年人開展健康干預之前，首先需要按照生理健康狀況對老年人進行劃分。老年人可分為健康老人、高危老人和疾病老人，而健康干預的目的就是通過開展各類干預活動，延長健康老人的良好生存狀態時期，減少高危老人患病和死亡風險，減輕疾病老人病痛期遭受的痛苦和損失。不但如此，老年人口健康干預還需要各種法規和政策的支持，甚至是財政直接幫扶，以此維護老年人這一弱勢群體的利益。此外，老年人口健康干預也是一項多方協作的系統工程，需要教育、醫療、法律、社區服務和住房基建等相關領域，從家庭到社區再到社會的各方配合與支持，創造有利於老年人的健康環境。

3.2 老年人口健康干預的理論基礎

3.2.1 衰老理論

1. 生物與醫學視角下的衰老理論

衰老或老化是人類必須面臨的生命現象，生物老年人理論站在生物學的視角對其進行解釋，其中有三個比較有代表性的觀點：

（1）竭盡理論。該理論認為人類衰老的原因在於控制細胞分裂的遺傳基因，這種基因的存在使得我們的體細胞得以新陳代謝，伴隨著年邁，細胞內的

這種控制細胞分裂的遺傳基因不斷消耗直至消失，導致體細胞不再更新，形成衰老現象。

（2）遺傳基因理論。該理論認為由於人類與生俱來的基因中，存在導致衰老的基因，所以使得生物體的衰老不可避免。

（3）老朽理論。該理論認為人的生命活動類似於機械運動，其原理相似，伴隨著人的成長，各種生命零部件不斷磨損，而人體好比機器，各種部件都存在既定的耐用程度。當磨損不斷發生卻不能得到有效補充的時候，就是人體年邁時無法進行代謝或更換的時候，這就是衰老現象。

除此以外，還有自動免疫理論和染色體突變理論等推理和解釋。這些理論均試圖站在生物學和醫學的視角對衰老現象作出科學解釋。①

2. 社會中的衰老理論

馬克思說過，人是社會的人，人的本質是現實社會生活的反應。基於此，人的老齡化是一種動態變化的社會生活的反應，與周遭社會環境密切關聯。站在社會學視角下談衰老，常見的理論有以下幾個：

（1）發展理論。該理論將人的衰老過程視作人的行為發展的連續過程，認為是身心發展的不斷累積產生了老齡化。伴隨著人的不斷成長，行為規範、生活習慣、人生態度和價值觀漸漸趨於穩定，已融為人格的一部分。不同個體對老化經驗的反應是存在異質性的，能夠反應出隨遇而安的心態就是所謂成功的老化。

（2）活動理論。1963年由羅伯特在其著作《成功的老化》中首次提出，該理論認為個人保持活力的程度，即不斷年邁過程中抵抗社會萎縮的程度，與個人的經濟狀況和以往的生活狀態密切相關，具有較好經濟狀況並保存良好生活狀態的人仍然可以在年邁時保存相當程度的活動力。而成功的老化就是讓老年人否認衰老，特別是否認社會性的衰退，通過保持日常的各種社會活動，盡量提高生活質量，延長生命活力。

（3）退卻理論。1961年愛萊等學者第一次提出了該理論，其理論認為個人與社會相互退卻是衰老的核心，這是伴隨年邁必然發生的現象。社會上，總會存在一股無形的力量，使得老年人主動或被動地退出歷史舞臺，將社會權利轉移給后人，移交后老年人與社會的關係逐漸疏遠，社會關係更加萎縮，最終退出社會舞臺，但正是這種「退卻」如長江后浪推前浪，是社會進步的體現，

---

① 胡俊峰，侯培森. 當代健康教育與健康促進 [M]. 北京：人民衛生出版社，2005：678-679.

也是社會發展的必然,唯有如此,社會才能實現有序的新舊交替,保持活力,不斷發展。

(4)角色理論。角色理論將人視為社會中的角色,不同年齡的人擔任不同的社會角色,執行相應的社會行為,就好比戲劇中演員的行為由劇本而定一樣。人的社會角色不是一成不變的,是隨著時代而變化的,伴隨著人的年邁,社會交往發生變化,發生角色衝突,而老年人在年邁的過程中,體現出必然的角色衝突,要求進行角色轉換,如果轉換失敗就會形成身心失調,對健康產生負面影響。因此,進入老年能夠正確看待和扮演老年人對應的社會角色有助於保持身心健康。

除此以外,社會建構理論和社會重建理論等也從不同角度闡述了人的衰老過程中身心健康和社會活動之間的相互作用。

3.2.2 健康行為改變理論

健康干預常常需要落實在健康行為的改善上,多種關於健康行為改變的理論在健康促進和健康教育中被廣泛應用,並取得良好的行為改變效果。總體來講,根據行為改變對象的不同,健康行為改變理論可分為個體健康行為改變理論和群體健康行為改變理論。

1. 個體健康行為改變理論

知信行模式,即通過信息傳遞、認知、信念、行為四個環節,改善行為,促進健康水平,是健康行為個體理論中較為常見的模型之一,在健康教育中應用廣泛。由圖3.1可知,行為的改變來源於認知的改變。1977年Ross認為,至少有三種主要手段可以引起信念系統發生改變:①使信念不能獲得證實(disconfirmation),將那些與信念矛盾的證據放到個體面前,從而導致個體對其信念發生懷疑和動搖;②概念重建(reconceptualization),給個體提供另一種可以解釋其觀察和經驗的概念系統,從而取代個體原有的信念;③內省或頓悟(insight),即促使個體理解他的信念形成的過程,人們推測重新認識信念過程的不合理性可以引起信念的修正。除了上述三種途徑之外,還有一種強調重複(Rendall, P. C.)的手段,如自我指導訓練(SIT),這種手段對主體認為信念是否真實影響較小,但重複的結果使個體在某一特定環境中產生一定想法的可能性增加。Rendall等認為認知障礙應區分為認知歪曲和認知缺陷兩類,Ross所說的三種手段是改變信念歪曲或錯誤的最有力的過程,而重複的手段可能對認知缺陷更為有效。臨床證據顯示,成人發生抑鬱症時,確有信念歪曲,適用Ross的三種主要手段。學齡前衝動性兒童,可以發現認知缺陷,缺

少適當的認知仲介因素，主要應採取重複的方法以糾正認知缺陷。

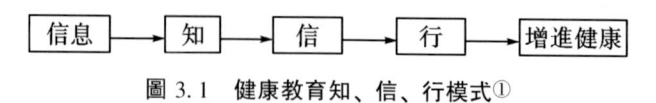

信息 → 知 → 信 → 行 → 增進健康

圖 3.1　健康教育知、信、行模式①

基於此，Prochaska 等②在 20 世紀 80 年代首次提出了一種更具有實際操作意義的行為改變模型，即漸進式改變理論。該理論目前在世界範圍內得到了普遍的認可和廣泛的應用。漸進式改變理論認為，人的生活行為改變不是一蹴而就的，而是需要一個漸進的連續的過程，這一過程通常是由五個階段構成的：無目的階段、目的階段、準備階段、改變階段和維持階段。為了促進健康，健康教育者首先通過多種方法和途徑向干預對象傳授健康信息，在「知」階段接收新知識；然後，在「信」階段，干預對象認識到什麼是可信的科學的知識，樹立行為改變的信心；而後，在「行」的階段，通過各種行為矯正的措施和手段，摒棄不健康行為，培養健康行為生活習慣，並不斷鞏固，最終提高個體健康水平。

2. 群體健康行為改變理論

除了針對個體健康行為改變的理論，也有眾多關於群體健康行為改變的理論，赫赫有名的是 20 世紀七八十年代由美國學者 Green 提出的群體健康行為改變理論模式，即 Green 理論模式。該理論在國際上得到廣泛關注和普遍應用。從名稱可以看出它包括兩個部分，其一是 PRECEDE（predisposing, reinforcing and enabling constructs in educational diagnosis and evaluation），意為對教育診斷和評估的預先處理、加強和結構支持，強調問題界定和方案效果目標的針對性；其二是 PROCEED（regulatory and organizational constructs in educational and environmental development），在 PRECEDE 理論出現之後十來年間發展起來，意為在教育和環境中的政策、法規和組織因素結構，強調在行為干預的執行與評價過程中，運用科學且切實可行的策略手段。Green 理論模式邏輯清晰，前後呼應，聯繫緊密，為制定、執行及評價干預提供了一套結構化、標準化的實施方案。其結構如圖 3.2。

---

① 呂姿之. 健康教育與健康促進 [M]. 北京：北京大學醫學出版社，2002：51.
② PROCHASKA J, DIELEMENIE C. Transtheoretical therapy: Toward a more integrative model of change [J]. Psychotherapy: Theory, Research and Practice, 1982, 19: 276-288.

图 3.2　Green 理论模式

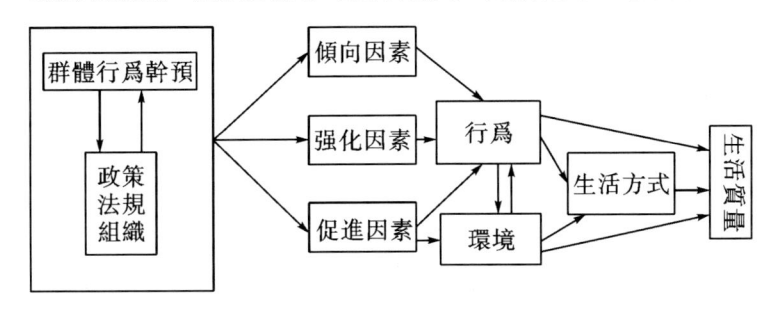

如圖所示，Green 模式有若干個步驟，干預計劃實施前需要從社會學、流行病學、行為和環境、教育和組織、管理和政策診斷五個方面進行問題診斷。所謂社會診斷，就是瞭解目標社區的生活質量和活動方式等基本情況，以確定人們的健康需求。所謂流行病學診斷，是指利用流行病學和醫學手段診斷目標人群的健康狀態。所謂行為與環境診斷，是指確認那些可能影響健康的行為習慣與環境因素。所謂教育與組織診斷，是指確認提供干預的教育部門和相關組織的純潔干預動機和優良的體制環境。所謂管理與政策診斷，就是指評估計劃和實施干預的部門的組織和管理能力，以確保干預的順利開展。

干預計劃實施后從過程評價、因素評價和效果評價三個方面進行綜合評價。其中過程評價是指為確保整個干預過程按計劃有效實施而貫穿始終的一種評測，而效果評價是對干預后目標對象的行為改善效果的評測。值得一提的是傾向因素、強化因素和促成因素對行為生活方式和環境的影響。所謂傾向因素是指在行為產生之前作用於行為動機的因素，是改變行為方式的關鍵，常常發生於行為之前。所謂強化因素是指在行為發生以後，對於已發生行為后果的一種反饋或心得體會，有能夠促使行為再次發生的積極反饋，也有抑制行為不再發生的消極反饋，主要來自於周遭人員的言論、指導和態度等，特別是有親密關係的人。所謂促進因素，指的是行為改變所必需的客觀環境因素，包括社區健康教育、衛生保健服務和各種醫療衛生資源支持等。可以看出，在 Green 模式中，評價並不是最后的步驟，而是貫穿於整個干預過程，確保整個干預過程邏輯嚴密、科學有序。

3.3 老年人口健康干預促進老年人健康的作用機理

3.3.1 影響老年人健康的主要因素

根據之前老年健康的定義,影響老年人健康的因素也可以歸為三類,即生理因素、心理因素和環境因素。生理因素對老年人健康的影響主要由遺傳基因決定。隨著年齡的增加,老年人的抗病能力開始減弱,身體機能開始衰退,各種基因缺陷導致的疾病開始顯現,生理健康受到威脅。而心理因素對老年人健康的影響大多會反應到生理層面,影響老年人健康,比如失落感、衰老感、孤獨感、恐懼症、憂鬱症和認知障礙等,這些負面情緒都會直接影響老年人的行為方式和生活態度,導致健康問題。另外,環境因素也是影響老年人健康的重要因素之一。首先,從宏觀層面上看,生態環境和社會環境深深影響著老年人群的健康水平。所謂生態環境,就是我們日常賴以生存的周遭物理環境,包括飲用水、空氣和土壤等,如果其遭到污染,老年群體作為抵抗力偏低的弱勢群體,必然是首當其衝的受害者。所謂社會環境,包括文化環境、居住環境、經濟環境、醫療環境等,健康文化氛圍較差、經濟發展水平低、醫療條件不好的地區,老年人面對的健康威脅自然要大一些。其次,從微觀層面上看,個人的生活與行為方式是影響老年人個體健康的重要因素。不良的行為生活方式導致疾病發病的概率目前已達到37.7%,居各種因素之首。而因此病死亡的老年人占所有致死病因的一半以上。[①] 有研究證明:體育鍛煉、禁菸戒酒、營養平衡和規律生活等是保證老年人健康的主要因素。研究表明,相對於不吸菸者,吸菸者患慢性支氣管炎的危險性高出2.8倍,肺氣腫概率高出4.2倍,惡性高血壓概率高出3倍。[②] 因此,長期不良生活習慣是導致老年人罹患疾病的重要原因。

3.3.2 老年人口健康干預引導老年人管理自身健康

影響老年人健康的因素不但涉及生理、心理和社會各個層面,而且還涵蓋了人口學、心理學、社會學、社會心理學、流行病學和醫學等多個學科領域。

[①] 孫福立,嚴亦藹,邢翠珍.社區文化活動對老年認知功能衰退的影響[J].中國老年學雜誌,1997,17(5):259.

[②] 康寶悌.老年高血壓病的特點和防治原則[J].中國老年學雜誌,1994,14(6):380.

大量研究表明，在影響老年人健康的眾多因素中，無論是宏觀層面還是微觀層面的干預都可以有效改善老年人健康水平；特別是微觀層面，針對個體老年人的干預，大多療效顯著。世界衛生組織曾提出，一個人的健康水平60%與自身行為生活方式直接相關，15%取決於遺傳因素，10%與各種社會因素有關，8%決定於當地醫療條件，7%歸因於當地氣候。因此，要想實現所謂「健康老齡化」，提高老年人生命質量，最主要的因素還是讓老年人發揮自身的主觀能動性，樹立健康觀念，培養健康行為生活方式，講求科學的養生之道。① 在健康干預過程中，干預作為一種媒介力量，使老年人漸漸地從被動受干預者轉變為積極的配合參與者，讓健康的行為生活方式融入自己，通過對老年人加強體育鍛煉、實施健康教育、開展心理疏導等干預措施，讓老年人瞭解正確的行為生活方式對健康的幫助，在此基礎上促其養成健康、合理、科學的行為生活方式，以促進健康水平。

3.3.3 老年人口健康干預推動社會關注老年人的健康

鑒於經濟、社會、文化、醫療、環境等多因素對老年人健康長壽的影響，老年人口健康干預事業將是一個多領域相互配合的系統工程，不但需要微觀層面的干預來引導老年人健康生活，而且需要在宏觀層面形成促進老年人健康的氛圍，比如社區環境、醫療條件和社會制度等，這些因素對老年人健康的影響也是立竿見影的。優美的社區環境可以給老年人提供恰當的社交與娛樂場所，使他們心情愉悅。而專業的醫療衛生條件直接決定當地老年人能夠獲取的保健水平，是老年人口健康長壽的基礎條件。社會保障制度對老年人口健康長壽的作用同樣是明顯的，社會制度上是否能夠保障老年人得到充分支持，得到的支持能否對老年人健康長壽產生有益幫助，如此種種社會制度在不同程度上左右著老年人健康長壽的水平。各維度的支持使得老年人的健康問題得到社會各界的廣泛關注，為提高老年人的健康水平和生活質量創造條件。進而言之，通過各方面力量配合，對老年人群實施干預，勢必推動個人、社會和政府更加關注老年人健康，促進各項社會制度的完善，甚至可以加大各部門的保障力度，提升服務質量，從而推動整個老年健康干預事業的發展。

---

① 黃渭銘. 健康長壽指南 [M]. 廈門：廈門大學出版社，1998.

3.4 循證實踐方法的研究框架

在國際上，循證實踐方法被認為是將干預研究科學化的重要方法。在循證實踐研究過程中有兩個步驟非常重要：一是尋找證據；二是實踐證據。尋找證據的方法被稱為系統評價。根據前面論述的循證實踐理論，隨機對照試驗證據的系統評價在循證證據級別中屬於高級別研究證據。Cochrane/Campbell 作為推廣和保存系統評價的數據庫平臺，存儲著大量的系統評價證據，是本研究開展證據搜尋和科學評價的依據。一個循證實踐研究在 Cochrane/Campbell 中是這樣被定義和執行的：問題構建（圖 3.3）、系統評價技術路線（圖 3.4）、系統評價流程（圖 3.5）、隨機對照試驗流程（圖 3.6）。

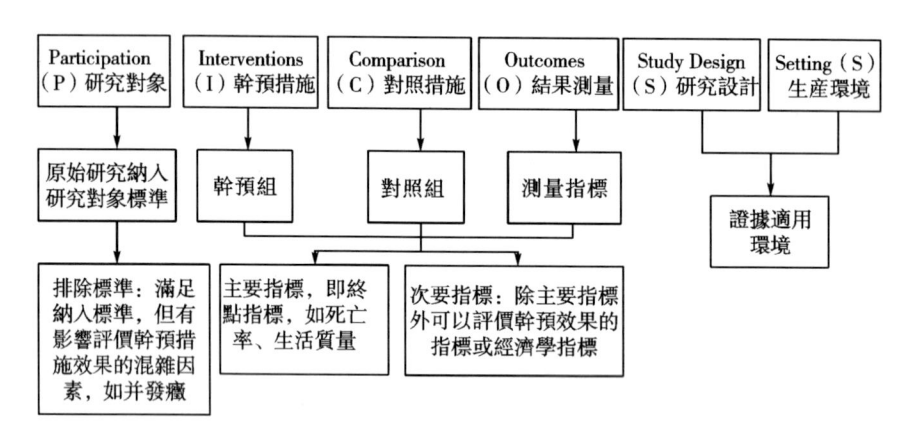

圖 3.3 Cochrane/Campbell 問題構建圖

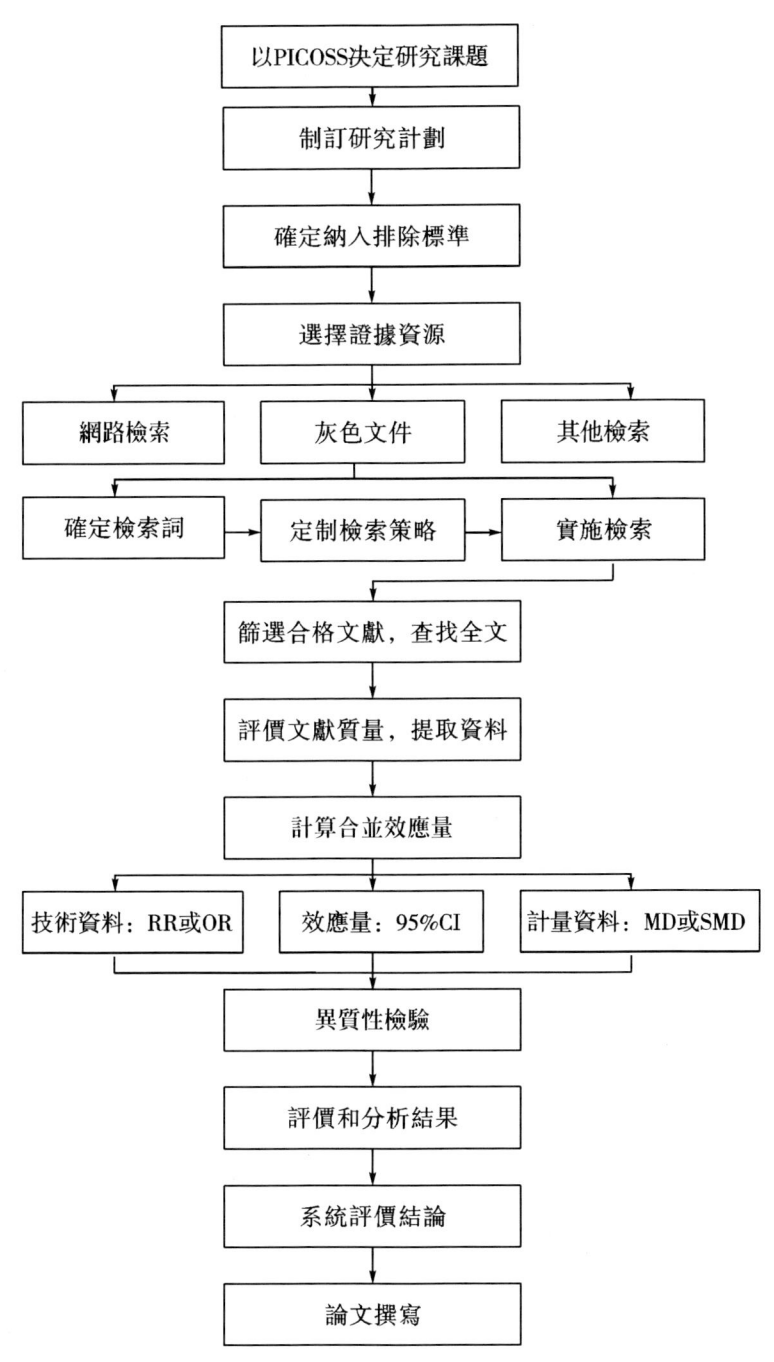

```
                    ┌─────────────────────┐
                    │ 以PICOSS決定研究課題 │
                    └──────────┬──────────┘
                               ▼
                    ┌─────────────────────┐
                    │    制訂研究計劃     │
                    └──────────┬──────────┘
                               ▼
                    ┌─────────────────────┐
                    │  確定納入排除標準   │
                    └──────────┬──────────┘
                               ▼
                    ┌─────────────────────┐
                    │    選擇證據資源     │
                    └──────────┬──────────┘
              ┌────────────────┼────────────────┐
              ▼                ▼                ▼
        ┌──────────┐    ┌──────────┐    ┌──────────┐
        │ 網路檢索 │    │ 灰色文件 │    │ 其他檢索 │
        └──────────┘    └────┬─────┘    └──────────┘
                             │
        ┌──────────┐    ┌────▼─────┐    ┌──────────┐
        │確定檢索詞│───▶│定制檢索策略│──▶│ 實施檢索 │
        └──────────┘    └──────────┘    └──────────┘
                             │
                             ▼
                   ┌─────────────────────┐
                   │ 篩選合格文獻，查找全文 │
                   └──────────┬──────────┘
                              ▼
                   ┌─────────────────────┐
                   │ 評價文獻質量，提取資料 │
                   └──────────┬──────────┘
                              ▼
                   ┌─────────────────────┐
                   │   計算合並效應量    │
                   └──────────┬──────────┘
           ┌──────────────────┼──────────────────┐
           ▼                  ▼                  ▼
   ┌───────────────┐  ┌───────────────┐  ┌────────────────┐
   │技術資料：RR或OR│  │效應量：95%CI  │  │計量資料：MD或SMD│
   └───────────────┘  └───────────────┘  └────────────────┘
                              │
                              ▼
                   ┌─────────────────────┐
                   │     異質性檢驗      │
                   └──────────┬──────────┘
                              ▼
                   ┌─────────────────────┐
                   │   評價和分析結果    │
                   └──────────┬──────────┘
                              ▼
                   ┌─────────────────────┐
                   │     系統評價結論    │
                   └──────────┬──────────┘
                              ▼
                   ┌─────────────────────┐
                   │       論文撰寫      │
                   └─────────────────────┘
```

圖 3.4　Cochrane/Campbell 系統評價技術路線圖

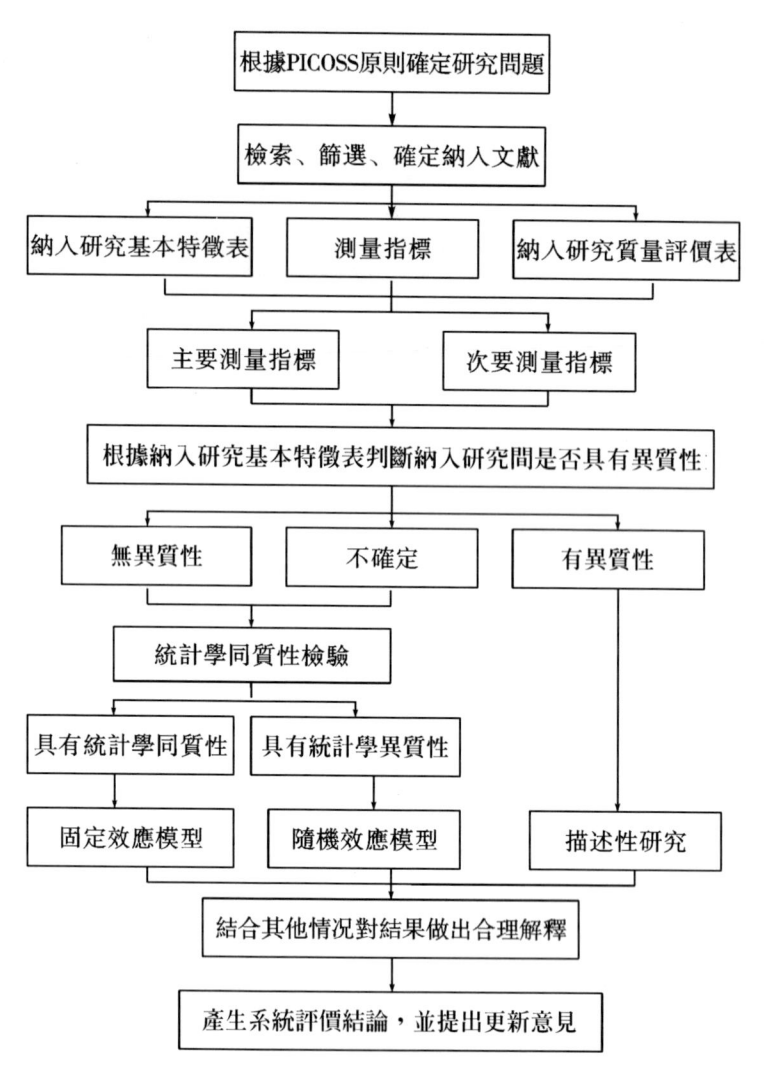

```
┌─────────────────────────┐
│ 根據PICOSS原則確定研究問題 │
└─────────────────────────┘
             ↓
┌─────────────────────────┐
│ 檢索、篩選、確定納入文獻   │
└─────────────────────────┘
             ↓
┌──────────────┐ ┌────────┐ ┌──────────────┐
│納入研究基本特徵表│ │測量指標 │ │納入研究質量評價表│
└──────────────┘ └────────┘ └──────────────┘
                   ↓      ↓
            ┌──────────┐ ┌──────────┐
            │主要測量指標│ │次要測量指標│
            └──────────┘ └──────────┘
             ↓
┌─────────────────────────────────────┐
│根據納入研究基本特徵表判斷納入研究間是否具有異質性│
└─────────────────────────────────────┘
     ↓           ↓           ↓
┌────────┐  ┌────────┐  ┌────────┐
│ 無異質性 │  │ 不確定  │  │ 有異質性 │
└────────┘  └────────┘  └────────┘
     ↓           ↓           ↓
   ┌──────────────────┐
   │ 統計學同質性檢驗    │
   └──────────────────┘
     ↓              ↓
┌──────────────┐ ┌──────────────┐
│具有統計學同質性│ │具有統計學異質性│
└──────────────┘ └──────────────┘
     ↓              ↓           ↓
┌──────────┐  ┌──────────┐  ┌──────────┐
│固定效應模型│  │隨機效應模型│  │描述性研究 │
└──────────┘  └──────────┘  └──────────┘
             ↓
┌─────────────────────────┐
│ 結合其他情況對結果做出合理解釋 │
└─────────────────────────┘
             ↓
┌─────────────────────────┐
│ 產生系統評價結論，並提出更新意見│
└─────────────────────────┘
```

圖 3.5　Cochrane/Campbell 系統評價流程圖

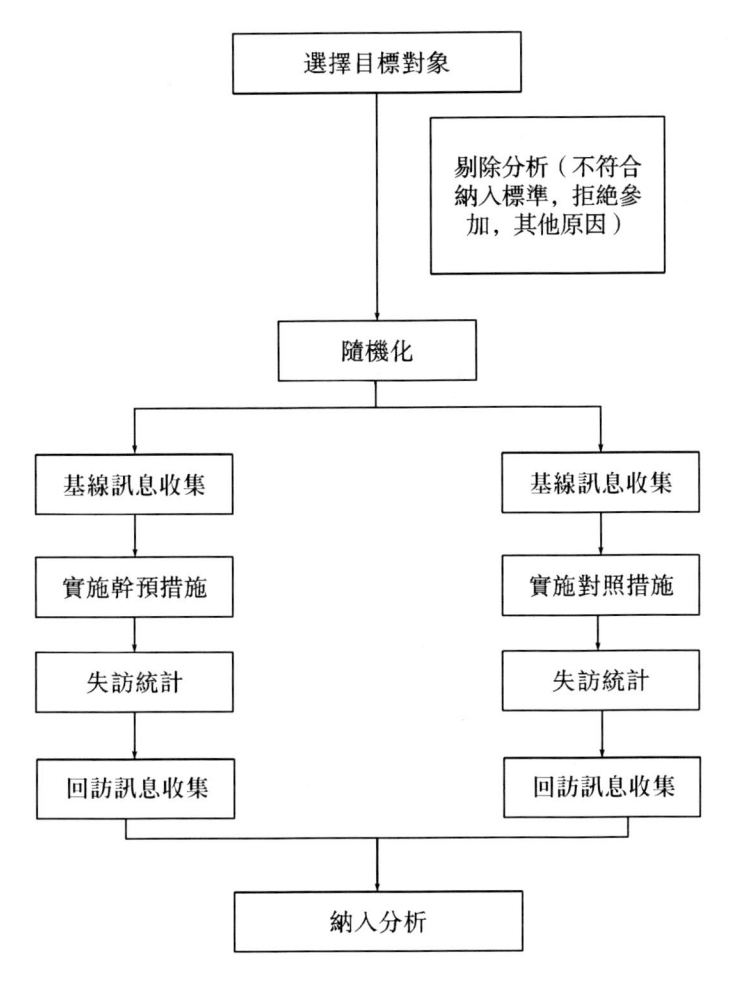

```
        ┌──────────────┐
        │  選擇目標對象  │
        └──────┬───────┘
               │        ┌──────────────────┐
               ├───────→│ 剔除分析（不符合  │
               │        │ 納入標準，拒絕參  │
               │        │ 加，其他原因）    │
               │        └──────────────────┘
        ┌──────┴───────┐
        │    隨機化     │
        └──┬────────┬──┘
           │        │
    ┌──────┴─┐  ┌──┴──────┐
    │基線訊息 │  │基線訊息 │
    │收集    │  │收集    │
    └───┬───┘  └───┬────┘
    ┌───┴───┐  ┌───┴────┐
    │實施幹預│  │實施對照│
    │措施   │  │措施   │
    └───┬───┘  └───┬────┘
    ┌───┴───┐  ┌───┴────┐
    │失訪統計│  │失訪統計│
    └───┬───┘  └───┬────┘
    ┌───┴───┐  ┌───┴────┐
    │回訪訊息│  │回訪訊息│
    │收集   │  │收集   │
    └───┬───┘  └───┬────┘
        └─────┬────┘
        ┌────┴─────┐
        │  納入分析  │
        └──────────┘
```

圖 3.6　隨機對照試驗技術流程圖

　　綜上，本研究的研究框架是基於 Cochrane/Campbell 所定義的循證實踐方法，首先根據 PICOSS 原則進行問題構建，再按照系統評價搜尋和篩選證據，最后通過隨機對照試驗將所獲證據進行實踐，觀察證據的有效性和適用性，並提出相關建議。

3.5 基於循證實踐方法的老年人口健康干預的內容和步驟

3.5.1 老年人口健康干預的內容

前面幾節論述了老年健康干預的相關理論，界定了老年健康干預的概念，闡述了循證實踐方法的研究框架。具體來講老年健康干預的主要內容包含以下幾方面：

（1）政策干預，也可以叫法律干預，即通過制定有針對性的且強有力的政策與有關規章制度，來促進老年人行為的改變，並且使這種改變被大眾接受，形成習慣，如禁酒法、禁菸法和老年人權益保障法等。通過政策進行老年健康干預具有非常強的普惠性和強制性，可在社區街道、城市片區甚至更大的社會層面為老年人創造健康環境，以保障老年人群的健康。

（2）醫學干預，這種干預常常通過藥物實施干預，即首先根據醫學診斷，確認目標老年人的健康狀態，再通過預防性藥物實施健康干預，以延緩或阻止某些疾病的發生。這種干預通常是個人層面的預防性干預，以預防和保健為主，而不是指疾病的治療過程。

（3）心理干預，即通過心理理療師的專業疏導，及時有效地舒緩老年人的負面情緒，例如抑鬱、焦慮和孤獨等，通過排解影響老年人心中的不快，抑制老年人心理疾症的發生，促進老年人心理健康。

（4）運動干預，即通過開展有規律的、科學的體育鍛煉，在生理層面干預老年人健康，使其增強體質，延年益壽，延緩慢性疾病的發生，甚至減緩併發症狀，讓老年人的健康水平和生命質量得到提高。

（5）健康教育干預，即通過開展教育的方式，傳遞健康知識，培養老年人群的健康意識，首先從認識上發覺自身不良的行為生活習慣對健康的影響，進而產生改善行為生活習慣的動機，最終養成良好的行為生活習慣，保持健康的狀態。

3.5.2 基於循證實踐方法的老年人口健康干預實施步驟

根據前面提到的老年人口健康干預模型，實施老年人口健康干預的步驟大致可分為以下幾個階段：

1. 根據 PICOSS 原則進行問題構建

針對老年人口健康具體問題，明確干預對象，確定採取何種干預措施和對

照措施進行干預，以及採用何種評價方法進行健康干預后的效果評價，並充分考慮證據的實踐環境和研究設計的類型等問題。

2. 按照系統評價搜尋和篩選證據

根據 PICOSS 原則所建構的老年人口健康問題，首先通過題目和關鍵字檢索世界範圍內的文獻資料，對符合納入標準的文獻再進行全文閱讀，進一步確定納入文獻的研究內容符合所設定的 PICOSS 問題建構，再通過 Cochrane 風險評估工具對納入文獻的研究質量進行評價，篩選出可信的研究，最後通過分類歸納描述找尋納入的可信研究的特點，總結出針對老年人口健康問題的干預措施的證據。

3. 隨機對照試驗將所獲證據進行實踐

（1）診斷，即需求評估，通過評估瞭解目標老年人群的具體衛生和健康問題、可能的主要健康威脅以及當地的政策和可利用的資源，幫助制訂指導健康干預的實施計劃，同時為后期效果評估提供翔實的基線對比資料。

（2）制訂計劃，即根據診斷情況和系統評價獲取的證據，針對目標老年人群制訂具體的干預實施計劃，以及預期的目標，羅列出計劃實施的干預策略和動態管理制度。

（3）實施干預。此為整個健康干預過程的核心環節，是將系統評價獲取證據應用於實踐的環節。即按照既定的干預計劃，針對目標老年人群進行既定干預，這一環節包括活動組織、團隊管理、信息收集和動態監測等。在這一動態過程中，讓目標老年人群切實接受既定的干預措施，收集每一環節的信息資料，同時動態掌握干預計劃實施的情況，遇到問題及時修正。

（4）評價。干預實施後，根據不同的要求和目的，可進行過程評價、效果評價和對干預計劃執行情況的評價，這三類評價是衡量健康干預活動是否取得實效的關鍵，對健康干預成效的評價可以客觀地反應出老年人口健康干預的成效，有利於公司、政府和社會評價整個干預效果。

3.6 循證實踐思想對人口健康行為干預實踐研究科學化的啟示

老年人口健康干預研究的主要研究領域是人口社會學的人口健康行為與公共衛生領域。2010 年世界衛生組織（WHO）對中國公共衛生事業評價是這樣的：「在過去三十年裡，中國的經濟發展取得了很大進步。然而，人均收入分

佈不平衡，有限的公共衛生資源的消耗不合理，以及劇烈社會變化使得當代中國面臨很多社會問題。」①這些社會問題勢必導致公共服務業需求的增加。但目前中國的公共服務發展仍處於初級階段。儘管中國政府為改善人民福祉投入巨大，但進展緩慢。其中主要原因之一是許多決策和做法並不是能基於人口健康行為干預的最新且可靠的科學證據。越來越多的中國政策制定者和來自不同領域的研究者將目光投向海外尋求解決辦法，而循證實踐（evidence-based practice）便這樣進入了大家的視野。

3.6.1 從實證研究到實踐研究的科學發展之路

自古以來，理論與實踐就不是分裂的，在亞里士多德的思想中，理論就與實踐內在地統一。但是后來，學者們漸漸意識到了普適的理論與具體的實踐之間的脫節。在文藝復興時期，多種學科紛紛從哲學中分離形成獨立學科，從此以理論付諸實踐的工程應用在社會上遍地開花，極大地推進了人類文明的進步。在早期基礎研究領域中，生物學很快借鑑了自然科學的研究思路，成為自然科學的一部分。伴隨著生物學的科學化，醫學及公共衛生學也紛紛效仿，通過自然科學邏輯，逐漸建立了自己的實驗方法，如跟蹤判別分析、系統評價研究、隨機對照試驗、迴歸分析等。各種社會科學技術在這一時期開始累積。然而技術主要是以實踐應用為目的的應用研究，不過其本身並不是實踐應用。在這一階段，社會技術總是伴隨著自然技術誕生，健康干預技術總是伴隨著生物醫學的進步而誕生。

然而技術與實踐很多時候並不能統一，當實證研究獲取的技術累積到一定階段的時候，研究者便開始著力於突破這條貌似不可逾越的鴻溝。自然學科通過系統論、協同學和耗散結構論等搭建了研究者與研究對象的系統、科學的實踐方法，而社會科學面對的研究對象往往更為紛繁，甚至包括研究者本身。相比研究自然規律，研究社會人文領域更為具體、特殊，可能只會在特定的條件、時空及環境中起作用。因此這類學科相對於自然科學來說更難將理論具體化，更難形成具有專一性及廣泛性的技術，也更難實現理論對於實踐的直接應用。然而當人們的實踐超出自己的理論範圍時，個人認知及經驗就會指導實踐。比如在健康干預領域，雖然新技術及新藥品的層出不窮已經讓現代醫學效果日新月異，但是在一些醫療條件較差的地區，當地的赤腳醫生會更具個人經

---

① WHO. Situation analysis for health at work and development of the global working life [EB/OL]. http://www.who.int/occupational_health/publications/globstrategy/en/index4.html，2010-11-23.

驗與判斷力，或應用陳舊的教科書，或以代代相傳的「獨家妙方」進行治療。他們可能會用 10 天來治愈本來 1 天就能治好的疾病，也可能花費 10 倍於常規治療的費用。這樣在沒有比較與監管的條件下，衛生醫療從業者可能按照自己的經驗進行治療並且認為自己的治療是最經濟有效的。這樣一種基於個人經驗與認知的缺乏監管的理想型的實踐方式在很長一段時間裡都是主流的社會學科實踐方式。然而過去的社會技術並不能有效地反應社會科學中實踐與理論的特殊聯繫。特別是在人口健康行為干預領域，人不僅是觀察者也是參與者，這一點與自然科學迥然不同，理論者與實踐者的角色相對來說難以區別，而理論的實踐轉化也與其本身相互關聯，所以實踐對於理論的循環反饋顯得異常重要，這本身也是理論自我成熟的一部分，所以一種新的實踐形態孕育而生，即循證實踐。

從中我們不難發現一個大致規律，即越是靠近自然科學一端的，越早從哲學中分離而獨立；理論與實踐越容易得到統一，理論應用於實踐也越容易。但是越是遠離自然科學一端的，越晚從哲學中分離而獨立，實踐與理論之間的互動因素越多，理論應用於實踐越是困難。而人口社會學同醫學一樣，在這兩大學科門類中並沒有明顯的定位，因為它同時具有自然科學與社會科學的雙重屬性，吸收著兩大科學門類的思想精髓。而早期的社會科學學習和借鑑自然學科的研究邏輯，通過觀察、調查、測量、實驗等實證方法來檢驗自己的人口健康行為干預理論，形成了實證研究範式，成為獨立的科學。而后在此基礎上，以經驗、常識、認知為指導的實踐轉化為有科學理論依據支撐的實踐，最終以「循證實踐」的方式形成人口健康行為干預的科學發展。

3.6.2 人口健康行為干預的發展：來自循證實踐的啟示

1. 循證實踐的誕生

循證實踐最早出現於醫學中，適時的時代環境與理論支持為其出現提供了一種必然的條件。循證醫學出現的時代背景是經歷兩次世界大戰之後的西方，各國經濟逐漸恢復，民眾醫療健康方面的投入逐年增加。比如 20 世紀 60 年代的美國政府為了發展社會福利制度，著力於實現面向低收入人群的醫療補助服務制度以及面向老年人的聯邦醫療保險，緊接著美國的醫療費用迅速增長，政府醫療開支大幅增加，人均享受醫療福利費用在全世界列前茅。不過大量的投入並沒有帶來有效的收益。世界衛生組織調查發現美國民眾的健康狀況沒有明顯好轉，究其原因主要是醫療行為缺乏監管，形成了對醫療福利改革的巨大阻礙。因為醫生這個職業准入門檻高，具有相對獨立的封閉的專業知識體系，

他們完全能通過提供超額的服務獲得更多的利潤。不但如此，Kazdin[①]等人還發現醫生群落之間也門派林立，有些醫生可能因為知識陳舊或設備落後，不能為病人提供完善的醫療行為，使得病人及國家都遭受人力和財力的損失。看不到政策效果的民眾在官方及學者的引導下，將問題的矛頭指向了醫生及當時的醫療體系。1973年美國健康維持組織（HMO, Health Maintenance Organization）通過了一個法案（Act of 1973），對現行的醫療體制實施了重大的改革措施。隨后在1983年，開發了至今影響頗深的按病種付費系統（DRGs, Diagnosis-Related Groups），這一系統將原來的由醫生為主導的醫療付費方式，改為以該系統目錄的固定價格收費的方式，甚至取締了原來針對已享受聯邦醫療保險的病人收取的治療利潤及管理費用。方剛[②]研究發現，政府的醫療福利費用支出由此得到了有效的控制，不過醫院的利潤卻陡然下降，各大醫院不得不思考改革，通過重整資源、優化配置及精細化管理等方法，減少醫療成本，提高醫療效率，並組建了當時的醫療聯合體，如此這般管理式醫療（Managed Care）便逐漸興起。在管理式醫療中有一項，即嚴格監管醫療行為進程，力求醫療工作者使用現有的最佳的治療方式，保證以盡可能低的成本治療疾病。這種將醫療行為實踐領域進行科學化關聯的過程，便形成了循證科學的雛形。它有效地將醫生的臨床醫療行為與研究者的最佳證據結合在一起，使醫生、病人、研究者三個方面都得到了相應的考慮。循證醫學誕生以後，收效顯著，官方有效控制了醫療開支，民眾也得到了實惠，在這樣的雙重認可下，循證實踐運動（Evidence-Based Practice）迅速發展成為整個醫療領域的一場革命。關於循證醫學的準確定義，以「循證醫學之父」Sackett[③]提出的最為經典。1996年，他將循證醫學定義為「醫生嚴謹、清晰、明智地運用當前最佳的證據來為患者個體進行醫療的決策」。它為臨床醫生的實踐提供了可供參考和遵循的方法與手段，是21世紀臨床醫學的主流方向，並且在2001年度《紐約時報》[④]上被評為最具有突破意義的思想之一。

2. 循證實踐思想

科學的證據質量分級是循證實踐思想的精髓。在循證醫學出現以後，原有

---

① GOODHEART C D, KAZDIN A E, STERNBERG R G. Evidence-based psychotherapy: Where practice and research meet [M]. Washington: American Psychological Association, 2006: 14-15.

② 方剛，楊波. 美國的管理式醫療及思考 [J]. 中國醫院, 2005, 12: 48-51.

③ SACKETT D L, ROSENBERG W M C, GRAY J A M, et al. Evidence based medicine: What it is and what it isn't [J]. British Medical Journal, 1996, 312: 71-72.

④ HITT J. The year in ideas: A to Z.: Evidence-based medicine [N]. The New York Times, 2001-09-09.

的經驗醫學實踐方式完全被顛覆了。通過科學循證，醫療治療實踐完全依照嚴格的科學證據，擯棄了以前個體經驗的偏見，初步實現了理論與實踐的統一。但是隨著循證醫療的推進與普及，在日常各種正式或非正式醫療實踐行為中，哪些才能稱為證據呢？同樣作為證據，它們的可靠性、實用性又有多大區別呢？如何尋找最佳證據指導實踐呢？對於這些問題，在循證醫學的發展與自我完善中，雖然不能完美地解釋，但也提供了一種可供操作的路徑。因此，循證醫學的最大貢獻並不是提出了找尋最佳證據的原則，而是提供了一種確保人們遵循最佳證據的方法。而這一方法就是證據分級法。根據證據的級別高低分級，將最高級別的證據作為最佳證據；如果最高級別缺失，則採用次之的證據。所以循證醫學通過遵循當前所能獲得的最高級別的證據來確保治療實踐過程是最佳的。

由前面的定量研究金字塔式證據分級圖可知，隨機對照實驗研究或者系統評價取得的研究證據級別最高，準實驗研究及個案病例研究得來的結論級別次之，相關研究再次之，其他的個人經驗、專家意見、教科書建議等級別最低。照此方法，循證醫學順利完成了兩次轉化，即實踐到證據的轉化，證據與最佳證據的轉化。那麼循證實踐研究與傳統研究有什麼不同呢？傳統研究範式的特徵是，被動地基於歷史數據或現象或理論的分析和預測，往往是根據個人經驗制定研究範式，僅利用可獲取數據，以挖掘相關性的方式解釋問題。而循證實踐則是主動地基於分級的客觀科學證據，通過團隊（搜索人員、領域專家、方法學專家、數據分析師、評價小組）合作，以既定的科學步驟，建立干預與效果的因果關係，解決實際問題。

在循證決策中，科學證據和現實環境因素是兩個最為基本的要素。如圖3.7所示，循證公共決策的特點，即與傳統經驗和循證實踐的關係一目了然。在傳統決策中，人們往往過於重視傳統經驗或個人經驗，雖然常常更快速地作出決定，但是其效能和可行性受到干擾的因素很多，包括實踐者的專業水平、實踐的現實環境和公眾的異質性程度等。而循證實踐的目的就是生產、保存和傳播高質量的客觀證據。這種證據是不受環境因素干擾而獨立於主觀認知之外的客觀依據。但是在實施的時候，循證公共決策要求實踐者謹慎地考慮每個具體實踐對象的特殊性，同時結合自身專業經驗，綜合把握和平衡實踐條件、循證實踐的研究證據以及實踐對象的個人偏好三方面因素，最終作出恰如其分的決策（見圖3.8）。理想的循證公共決策應該同時重視科學證據和現實環境因素，並依照邏輯嚴密的論證推導得出決策預判。這也從另一個方面提醒政策制定者在公共決策中，特別涉及社會公共管理層面的決策時，不要認為社會學科

不如自然學科那樣有客觀規律可循，全憑個人或小集體的經驗作出決策，應該找好科學證據和現實環境因素的平衡點，作出恰如其分的實踐決策。

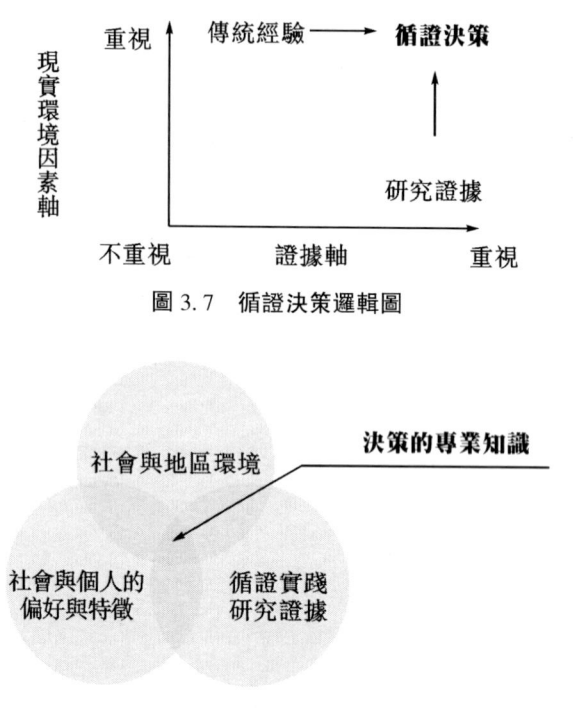

圖 3.7　循證決策邏輯圖

圖 3.8　循證決策模型圖

3. 循證決策對人口健康行為干預發展的啟示

在人口健康行為干預領域，國外研究者們建立了專業的循證實踐服務平臺，在全球範圍內收集研究證據並形成評價，建立循證數據資源。比如，美國 CEBC 循證數據庫、麥克馬斯特大學的 Health-Evidence 平臺，Cochrane 協作網和 Campbell 合作網等。在這些國際上已有循證實踐研究檢索站點能快速搜索某研究題目。其中 Health-Evidence 知識庫主要提供人口健康行為干預與公共衛生項目及服務領域研究證據，Cochrane 主要收集針對醫學及生物學方面的證據，Campbell 是 Cochrane 的姐妹數據庫，負責收集人口健康行為干預、公共衛生和社會服務方面的證據。假設希望瞭解相關機構使用基金的有效性，可以在檢索中將檢索範圍設定在相關財政領域，即可快速獲得相關證據[1]。循證實踐研究領域所使用的數據庫有別於通常意義的數據庫，因此要求搜索者具備一定

---

[1] STURM H, AUSTVOL D A, AASERUD M, et al. Pharmaceutical policies: Effects of financial [J]. Cochrane Database of Systematic Reviews, 2007, 3.

的專業檢索知識，例如編寫檢索式等，並且要求檢索者對待檢索領域有一定程度的瞭解，例如熟悉領域專業名詞等，其效率之高是一般數據庫望塵莫及的。隨著循證實踐被大家認可，越來越多的國際刊物也抬了循證研究板塊以及相應的行文規範，例如 PubMed 數據庫在「Article Type」（文章類型）中，為循證學專門添加了「Systematic Reviews」（系統評價）和「Meta-Analysis」（元分析）選項。在 Campbell 數據庫中，「Title Registration」表示研究正處於題目論證與註冊階段，而「Protocol」表示關於某課題的系統評價正在撰寫過程中。另外，「PROSPERO217」草案註冊系統（http://www.metaxis.com/PROSPERO），也致力於收集題目已註冊成功且即將開展的系統評價，或正在進行中的系統評價。這些「Title Registration」和「Protocol」的草案就提示未來研究不要重複申請此課題，以避免研究資源浪費。在以循證實踐證據為基礎的系統評價研究中，首先需要明確研究問題，只有提交科學嚴謹且不重複的課題，才能成功地進行題目註冊申請，這樣不但可以提高研究效率和資源利用率，而且從源頭上保證了研究的創新性。除此之外，循證實踐也有相對固定的步驟為所有的執行者提供指導：①確定問題並以簡單明瞭的方式表達出來，比如 PICOSS 格式。②檢索。根據第一步驟中的問題評述尋找相關係統評價或實踐指南。③評價證據的有效性，確定證據級別，再決定使用與否。④應用結果。根據證據的推薦意見並結合臨床經驗與病人的主觀感受，應用適合的治療方案。⑤總結。跟蹤反饋治療效果，如果出現新狀況或新結果，需要及時申請更新數據庫證據資料，以指導以後的醫療實踐。

　　截至 2013 年 10 月，世界權威的循證實踐數據庫 CAMPBELL 共存儲了上千條關於人口健康行為干預的系統評價，表 3.1 顯示了不同種類的人口健康行為干預證據。其中記錄人口健康行為干預中相關政府管理效果的系統評價有 216 條，例如「當地衛生組織與相關政府部門的合作以促進市民的健康水平」；有 112 條記錄是營運管理效果的系統評價，例如「支付方式對基本保健醫療行為的影響」；關於供需管理效果的系統評價有 184 條，例如「誰應該是癌症患者的后續護理的承載主體」①；有 726 條針對公共衛生系統改革的系統評價，例如「對高危險群體實施零容忍策略是否可能反而激化社會危險因素」。另外，有 2,378 條關於具體人口健康行為干預措施效果的評價，例如「何種干預對於改善老年社交孤立問題有效」。目前已有大量高質量衛生政策相關循證實

---

① LEWIS R, NEAL R D, WILLIAMS N H, et al. Nurse-led vs. conventional physician-led follow-up for patients with cancer: Systematic review [J]. Journal of Advanced Nursing, 2009, 65: 706-723.

踐研究結論。中國學者呂筠認為公共衛生系統決策中，特別在制定公共政策時，可以運用循證實踐研究方式，依照可靠的客觀證據，同時盡可能降低政策制定者的主觀性。陳慶升從「證據為本」的角度，研究了各種救助管理辦法的有效性與可行性，以及在實際操作中可能會出現的困難。

表 3.1　針對人口健康行為干預的循證實踐系統評價內容分類表

系統評價內容分類	完整的系統評價數量（條）	進行中的系統評價數量（條）	計劃中的系統評價數量（條）
政府管理	216	121	54
營運管理	272	125	67
供需管理	384	248	82
機構改革	726	231	166
干預效果	2,378	479	383

3.6.3　中國人口健康行為干預循證實踐研究的發展

通過檢索中文生物醫學文獻數據庫（CBM）和中國期刊全文數據庫（CNKI）近十年發表的中文系統評價情況，發現系統評價論文數量近年來突飛猛進（圖 3.9）。這說明這種研究範式越來越受到國內學者的認可。不過，目前中國對於公共健康問題的循證實踐研究無論是研究方法還是平臺搭建都尚處於模仿國際範式的階段。

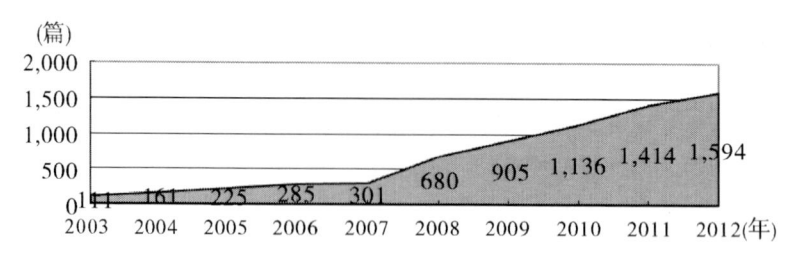

圖 3.9　2002—2012 年發表的中文系統評價類論文數量情況

在循證思想的影響下。人口健康行為干預實踐研究不再是一個個單打獨鬥的研究，而是一個需要多方協作的系統工程。總體來講，一個完整的循證實踐研究與應用流程包括五個步驟（圖 3.10）：①原始證據的生產；②系統評價（Systematic Review）；③證據推廣；④轉化；⑤執行。首先是原始證據的開發，一般由學校或研究所建立相應的人口健康行為干預實踐研究平臺。例如，南加

州大學 HAMOVITCH 人類服務研究中心、牛津大學人口健康行為干預循證研究中心和哥倫比亞大學循證實踐中心等，它們以課題形式針對某一具體的問題進行案例研究。具體說來，這些研究包括隨機對照試驗、可控試驗研究和單案例研究等。相對個人或小團體經驗而言，這些研究的信度和效度更高。實踐者可以根據自身偏好和周遭環境情況，採納所需證據，恰如其分地以證據實踐。然后是系統評價。系統評價是針對某個具體問題，採用規範的方法收集、選擇和評估相關的原始資料，篩選出符合條件者並從中分析數據，為疾病的治療提供科學依據。國際上，Cochrane 和 Campbell 都是專門收錄人口健康行為干預方面專業化系統評價的循證數據庫，被 SCI 收錄，學術影響因子保持在 5~6。以 Cochrane 數據庫為例，收錄的專門人口健康行為干預系統評價研究數以萬計，包括：①針對某一特定人口健康行為干預系統問題的歷史研究，例如發展中國家孕婦保健干預措施的系統評價；②觀察類研究的系統評價可以呈現相關干預的可能傷害或負面影響，例如關於干預老年人長期居住護理決策的系統評價；③定性類系統評價針對健康問題或某健康問題的衛生系統干預措施的可及性提供依據，例如關於 65 歲以上（智力正常）老人個人護理系統的評價。而 Campbell 更注重於收錄社會科學層面的證據，例如在發展中國家社會醫療保險對於提高殘疾人和老年人照護行為的研究。然后由學校與社會機構合作轉化證據，例如麥克馬斯特大學的循證實踐網路推廣平臺，收羅了大量循證實踐證據，並將其分類打分，同時製作簡要操作說明或使用手冊，以幫助研究的傳播。最后，由專業機構執行推薦的證據，以解決目標問題，例如美國教育部針對某一具體問題通過證據傳播平臺搜索到合適的證據之后，他們通常會以項目的形式與研究機構或學校合作，進行證據的本地化轉化和實施方案評估，最終使得研究證據得以實踐執行。

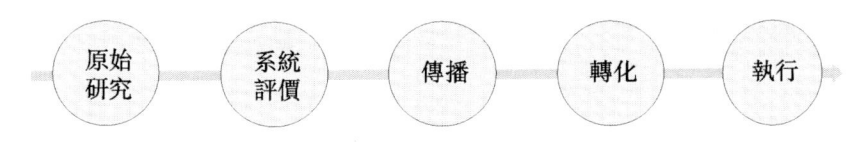

圖 3.10　循證實踐研究與應用流程圖

在國內通過循證方法來研究人口健康行為干預問題也漸漸通過各種國際合作發展起來。由中國循證醫學中心和美國南加州大學社會工作學院的 Hamovitch 人類服務研究中心合作建立的中國循證實踐和政策數據庫（Chinese Clearinghouse for Evidence-Based Practice and Policy）是中國的第一個循證數據庫——中國循證實踐與政策數據庫，致力於推廣循證實踐方法在宏觀循證決策

方面的應用發展，不過其研究主要基於醫學視角。其數據庫的子庫——中國老年心理健康循證數據庫（Chinese Evidence-Based Aging Mental Health Clearinghouse, CEBAMHC）是中國首個有關社會、心理、環境健康服務的老年心理健康循證數據庫，專門為老年心理健康服務人員和服務對象提供最佳社會支持、心理干預和環境支持健康干預證據服務。中國老年心理健康循證數據庫由來自美國和中國的相關專家組成的中國老年心理健康顧問委員會負責。委員會首先按照預先設計的老年心理健康干預措施在中國老年人群可推廣性評價標準來篩選適合中國老年人群的基於證據的心理健康干預證據。同時，由來自中國的老年心理健康服務者根據被篩選證據在中國的可推廣性，最終確定需要翻譯轉化的研究證據；隨後，由蘭州大學循證醫學中心組織團隊翻譯篩選的證據；最后，由南加州大學社會工作學院 Iris Chi 教授及其研究團隊核實研究證據翻譯的準確性。此外，中國循證研究者通過不同視角研究老年健康問題。楊文登等評述了多種通過循證心理學干預心理健康的方法；溫靜以資產福利個人帳戶政策案例探討參與社會福利政策的公平性，其中涉及老年人福利問題；王曉娟等進行了社區照護干預老年認知障礙問題的隨機對照試驗。

3.7 小結

根據之前的論述，生物學和社會學等眾多學者從不同角度詮釋了人體衰老的原因，努力探索延緩衰老速度的方法。生物學衰老理論更多從生理因素分析人體衰老的原因。而社會老年人理論則更多考慮社會環境對人的影響，從社會學的角度指出社會與人的脫離導致了老化。毋庸置疑，人體衰老不但受生物本身機能衰退的必然影響，而且也受到社會環境減退和萎縮的負面影響，其中前者的衰退是必然趨勢，不可逆轉，但后者則可以通過有效的社會干預降低疾病或殘疾的發生率，保持身心愉悅，讓老年人退出社會大生產過程中的負面影響減輕，以減緩其衰老速度和程度。換言之，無論站在生物學層面理解人體衰老原因，還是立足於社會環境因素考量老化問題，都需要充分認識社會環境因素對人體老化的影響與作用，並且努力改善自身生活習慣，加強保健意識，保存優良社會環境，那麼衰老是完全可以延緩的。綜上所述，這些來自生物學和社會學的眾多理論，從不同方面詮釋了人體衰老的原因，為通過老年人口健康干預延緩衰老的實踐提供了理論依據和支持。

在健康行為改變的理論方面，個體健康行為改變理論和群體健康行為改變

理論分別從微觀和宏觀的操作層面提供了理論支撐，特別是在健康教育促進個體健康方面，健康行為個體理論詮釋了干預產生作用的動態過程和相應模式，從「知」「信」「行」幾個步驟，最終促成健康行為的養成。而健康行為群體理論則在幫助人們養成良好的生活習慣和行為方式方面，系統地解釋了如何通過改變政策和社會環境來組織實施健康干預以達到促進人體健康、提高生活質量的目的。該理論更加強調環境因素，特別提到需要干預對象在思維上和行動上都配合組織實施者，才能保證健康干預行為切實有效實施，才能保證干預的最終效果。這兩種理論分別立足於個體和群體的層面，分別從微觀層面和宏觀層面闡述了實施健康教育以促進人體健康的理論邏輯和動態過程。在實際干預過程中，這兩個理論常常交叉使用，以實現更加有效的干預，而這種交叉恰恰為老年人口健康干預提供了具有說服力的理論依據和可操作的干預實踐模型。本研究正是基於這些理論的綜合應用，開展對老年人口健康干預的研究。

　　循證實踐方法為健康行為改變研究提供了強有力的科學依據和可操作步驟。與其他方法比如觀察法相比，循證實踐方法論原則更讓人放心。儘管其所採用的隨機對照試驗操作相對複雜，但在社會科學的「經驗技術」中一直是最有效的工具之一。循證實踐的本質特徵是「遵循研究證據進行實踐」，結合實踐的客觀環境條件和實踐對象的個人偏好，做出最恰如其分的證據實踐決策。這些證據既可以是實驗室及特定情境中得出的關於干預策略的科學結論，也可以是實踐研究中獲得的研究證據。這種方法通過嚴格的證據分級標準和既定的試驗流程，確保了研究過程的客觀性和科學性，被證實為一種非常有效的提高社會政策科學性的方法。以循證實踐思想為代表的循證實踐運動不僅在醫學上影響頗大，而且正引導著人口健康行為干預實踐研究，以實踐領域科學化的方式，開展一場如火如荼的科學革新，通過制定證據評價標準以及證據分級標準，定制實踐手冊及指南，建立開放的國際化人口健康行為干預研究證據數據庫，與世界上每一個人口健康行為干預的實踐者共享經驗。相信在不久的將來伴隨基礎研究的深化及社會技術的革新，針對具體實踐領域問題的研究將越來越豐富。人們的人口健康行為干預實踐大大降低了舊習俗、權威教條、模糊經驗等偏見的影響，遵循客觀證據，彼此協作，共享並共同維護科學理論成果，讓人類的實踐能夠真正做到價值中立，止於至善。

4 老年人口健康干預的系統評價
——以社交孤立預防措施為例

4.1 背景

4.1.1 系統評價方法介紹

系統評價（Systematic Review）是循證實踐方法中重要的數據收集和證據評價方法，常常針對某個具體問題，通過規範的方法收集、選擇和評估相關的原始資料，篩選出符合條件者並從中分析數據，為干預措施提供科學依據[①]。元分析（Meta-analysis）則是採用統計學的方法，將多個針對同一臨床問題的獨立信息，合併整理綜合成一套可供定量分析的方法。目前，在國外研究中常常將系統評價與元分析法交叉使用，當然在系統評價中可以採用元分析法，這樣就稱為定量系統評價（Quantitative Systematic Review），也可以不採用元分析法，即為定性系統評價（Qualitative Systematic Review）。基於 Cochrane 數據庫的系統評價是由英國流行病專家 Archie Cochrane 於 1979 年首先提出的，該評價主要研究在預防與康復方面的干預措施的療效，其特點是有著明確、嚴格的步驟並且隨著新證據的出現不斷自我更新。

1. 明確題目，製作計劃書

由於某些干預措施的片面性導致無法根據少量研究結果來確定決策方案，然而系統評價正好可以解決這樣的問題，因此很多系統評價的題目都是一些不

[①] Review and Dissemination (CRD). Undertaking Systematic Reviews of Research on Effectiveness. CRD's Guidance for Carrying Out or Commissioning Review. 2nd edition. CRD report No. 4 York：NHS Centre for Reviews and Dissemination, University of York, 2000.

肯定、有爭議的領域，以幫助實踐者合理決策。同時在確定研究題目的時候，還需要系統、全面地檢索，瞭解針對該題目的系統評價是否已經存在或正在進行，以避免重複。如果已存，那麼其質量如何？時效性如何？如果質量差或已過時則可以選擇重做或更新該題目。在確立題目時，還應該特別注意明確以下四點：①研究對象的類型；②研究中選擇的干預措施或比較措施；③研究結果的類型；④研究的設計方案，如「靜脈硫酸鎂（干預措施）能否使急性心肌梗死患者（研究對象）的短期死亡率（研究結果）下降——基於隨機對照試驗的系統評價」。

在確定系統評價題目后，就需要製作計劃書，內容包括研究題目、背景資料、目的與意義、文獻檢索策略、選擇文獻的標準、評價文獻質量的方法以及分析數據的方法等。由於在計劃書製作的過程中可能受到原始文獻的制約而改變研究題目，再回頭修改題目時必須回答原因及動機，並對應修改收集與查詢文獻的方法。

2. 檢索文獻

系統評價與敘述性文獻綜述的重要區別之一就在於規範性與全面性。為了避免偏倚，應圍繞要解決的問題，嚴格按照既定的檢索策略，採用明確的檢索工具及對應每一檢索工具的檢索方法執行檢索。另外除了發表的文獻外，還應該搜索其他未發表的內部資料。對於已發表的文獻，由 Cochrane 協作網的員工查詢所有隨機對照試驗，並建立 Cochrane 試驗註冊庫（Cochrane Controlled Trials Register，CCTR）以及各專業評價小組試驗註冊庫。對於未發表文獻或內部文獻，系統評價強調通過研究者自身的社會資本取得。

3. 選擇文獻

在文獻的選擇過程中應該嚴格遵循確立研究題目時的四要素原則，按照如圖 4.1 所示的三個步驟進行檢索。第一步，初篩：從檢索出的引文中，根據題目和摘要信息篩選出符合的文件。第二步，全文閱讀：對符合的文獻資料通篇閱讀，排除不合格文獻。第三步，與作者聯繫：對於有疑問和分歧的文獻需要與作者溝通以決定納入與否。

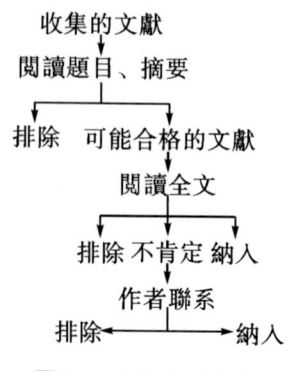

```
         收集的文獻
            ↓
       閱讀題目、摘要
            ↓
    排除 ← 可能合格的文獻
            ↓
         閱讀全文
          ↓   ↓
    排除 不肯定 納入
            ↓
          作者聯系
          ↓    ↓
       排除←   →納入
```

圖 4.1　系統評價步驟

4. 文獻質量評價

文獻質量評價是指對於單個試驗在設計、實施和分析過程中降低或防止系統或隨機誤差（偏倚）的程度，並根據其程度的不同分配不同的權重值。為此，對於入選文獻需要應用循證實踐原則來指導評價，並從內在真實性、外在真實性及影響結果解釋的因素三個方面進行評價，其中應特別重視內在真實性的評估，包括選擇性偏倚、實施偏倚、隨訪偏倚及測量偏倚。

關於表述文獻質量的方法主要有清單法（Checklist）——羅列許多條目但不予以權重賦值評分和量表法（Scale）——羅列條目並予以權重賦值評分。距今為止，已有 9 種定量、60 多種量表方法用於評價隨機對照試驗。但是由於這些量表評分受主觀因素影響較大且包含很多與內在真實性無關的混雜信息，因此，Cochrane 協作網並不推薦使用這些量表，而是建議評價者本人或評價小組根據以下原則自行評價選擇：隨機方法是否採用？隨機分組是否完美隱藏？影響研究結果的重要因素在各組間是否可比？是否對研究對象、方案實施者、結果測量者採用盲法？如果研究對象存在退出、違規等情況，是否在分析時恰當處理？另外，為了避免文獻選擇與評價的偏倚，可以採用一篇文章多人盲評或專業人員與非專業人員共同參評等辦法，當意見有分歧時還可以共同討論或請第三方裁決。

5. 收集數據

根據既定的調查表和需要收集的內容，收集相關數據資料：①一般資料：研究題目、作者姓名、原始文件編號、文獻來源、評價日期等。②研究特徵：研究地點、研究對象的特徵、文獻的設計方案、文獻質量、研究措施的具體內容、有關偏倚防止措施、實施的方法、主要的試驗結果等。③結果測量：隨訪時間、失訪、退出等情況。分類資料應收集每組總人數及各種時間的發送概

率，連續資料則應著重收集每組研究的人數、結果的均數和標準差等。最後，所有的數據資料都需要輸入系統評價管理軟件（Review Manager，Revman），以進行文獻結果的分析和製作報告。

6. 分析資料和報告結果

根據前面提到的，針對不同類型的研究，可以採用定性或定量的方法進行分析，以獲得預期的結果。

（1）定性分析

定性分析主要採用描述的方法，根據每個研究對象的特徵，將研究對象、研究方法、干預措施、研究質量、研究結果等匯總列表，以便掌握研究的總體情況，尋找不同研究間的差異、計劃定量合成路徑等，因此定性分析是定量分析前不可或缺的重要步驟。

（2）定量分析

定量分析主要包括三個方面：元分析（Meta-analysis）、同質性檢驗（Homogeneity）和敏感性分析（Sensitivity Analysis）。元分析，就是根據資料的類型及評價目的進行統計學分析。例如對於分類變量可選擇比值比（Odds Ratio）等。對於連續變量，如果測量結果採用相同度量單位，則可以選擇加權均數差值（Weighted Mean Difference）；如果測量結果採用不相同度量單位，那麼應選擇標準化的均數差值（Standardized Mean Difference）。在合成元分析結果時，有兩個模型可供選擇：固定效應模型（Fixed Effect Model）與隨機效應模型（Random Effect Model）。而元分析的結果採用森林圖表示。同質性檢驗，是指對不同原始研究之間結果變異的程度進行檢驗，以解釋其發生變異的原因，並評價合成結果是否恰當。其中一種確定研究結果是否同質的方法是作圖觀察法，即根據研究結果的效應值與可信區間的重疊程度進行判斷。如果可信區間差異過大，則不適合合成研究結果；反之亦然。而另一種判斷同質性與否的方法是進行同質化檢驗。敏感性分析，指改變某些影響結果的重要因素或效應量的選擇，以觀察合成結果的同質性是否發生變化，從而判斷結果的強度與穩定性。

7. 解釋系統評價的結果

所謂解釋系統評價結果，相當於國內研究報告中的討論與結論部分的內容。在解釋系統評價時，有四點需要注意：①系統評價的論證強度及有效性；②推廣應用性；③對措施的評價；④該研究的指導意義。

8. 更新系統評價

當應用技術的更新或是新研究方法出現導致證據升級后，系統評價就需要

根據前述步驟重新評價，更新和補充新的信息，以使 Cochrane 中的系統評價更加完善。

系統評價本身是一種研究的方法學，並不局限於隨機對照試驗或僅僅適用於醫學領域。作為證據的對象可以是隨機對照試驗，也可以是其他研究，當然目前隨機對照試驗在理論與方法上的完善性，使其相對於其他研究證據具有更高的論證強度，然而我們在新興的交叉學科中，運用循證實踐方法做系統評價尚處於初級階段，沒有完善的隨機對照試驗條件與專業的數據庫，但是可以通過借鑑其他學科的數據資料或對眾多的已有研究成果的整合，豐富人口社會學的研究，讓老樹發新芽。

4.1.2 社會孤立研究背景

社會孤立是老年人健康的重大威脅。由於對其缺乏統一的定義，以致干預措施的針對性不盡相同。1973 年，Weiss 指出社會孤立和孤獨感是一種老年人常見的負面情緒和社會狀態，不及時有效干預會越發嚴重。[1] 隨後 Gierveld 發現 55 歲以上的老年人常感孤獨率高達 32%[2]。「孤獨感」雖然常常與「社會孤立」共同出現、相互影響，但它們是兩個不同的概念[3]，沒有必然聯繫[4]。孤獨感是一種更加主觀的感受，可能是社會孤立的反應，或是因期望與現實差距過大而產生的被遺棄感[5]，隨年齡增長而增加[6]。然而，社會孤立不僅表現在「結構性社會支持」參與度的下降，而且也體現在「功能性社會支持」[7] 方

---

[1] WEISS R S, RIESMAN D, BOWLBY J. Loneliness: The experience of emotional and social isolation [M]. Cambridge, Mass.: MIT Press, 1973: 7-35.

[2] DE JONG GIERVELD J, VAN TILBURG T. Living arrangements of older adults in the Netherlands and Italy: Coresidence values and behaviour and their consequences for loneliness [J]. Journal of Cross-Cultural Gerontology, 1999, 14 (1): 1-24.

[3] GRENADE L, BOLDY D. Social isolation and loneliness among older people: Issues and future challenges in community and residential settings [J]. Australian Health Review, 2008, 32 (3): 468-478.

[4] 呂如敏, 林明鮮, 劉永策. 論城市社區居家老年人的社會孤立和孤獨感——以山東省蓬臺市為例 [J]. 北華大學學報（社會科學版）, 2013, 14 (2): 132-136.

[5] ROUTASALO P E, TILVIS R S, KAUTIAINEN H, et al. Effects of psychosocial group rehabilitation on social functioning, loneliness and well-being of lonely, older people: Randomized controlled trial [J]. Journal of Advanced Nursing, 2009, 65 (2): 297-305.

[6] 黎芝, 周亮. 老年期孤獨感的流行病學研究 [J]. 中國心理衛生雜志, 2012, 26 (9): 658-662.

[7] VICTOR C, SCAMBLER S. The social world of older people: Understanding loneliness and social isolation in later life [M]. Berkshire: Open University Press, 2009: 13-37.

面。所謂結構性社會支持是關於社會支持規模與頻度的客觀評價[1][2]；而功能性社會支持是一種對於社會支持質量的主觀判斷，即對他人提供的情感、工具和信息支持的感知反應。[3] 基於這樣的定義，社會孤立是一種多維度概念，多形成於質量與數量上的社會支持缺失[4][5]，本研究採納這種定義作為研究基礎。而社會孤立正是老年人健康的重要威脅。2010 年，Julianne 通過 Meta 分析（$n = 308,849$，平均年齡 64 歲）指出具有較強的社會關係的人其死亡率可能減少 50%[6]。其中用於計算「較強社會關係」的複合變量包含孤獨感和社會孤立等。一些專門研究測量社會孤立與健康關係的文獻得出了類似結論。例如，社會孤立可導致死亡率增加[7]，或更差的自測健康水平[8]，或更易罹患老年痴呆症[9]，或增加獨居老年男性殘疾率[10]。在最近的一項研究中發現，社會孤立與老年人健康生活質量及健康狀態呈現明顯負相關關係[11]。而增加老年人社會孤立的危險因素有很多，主要包括缺乏私人交通工具，日常很少或根本沒有與朋友及家人交流接觸，以及情緒低落、獨居等。[12] 大量證據表明，社會孤立能夠

---

[1] LUBBEN J, GIRONDA M. Centrality of social ties to the health and well-being of older adults [J]. Social Work and Health Care in an Aging Society, 2003 (12): 319-350.

[2] VICTOR C, SCAMBLER S, BOND J, et al. Being alone in later life: Loneliness, social isolation and living alone [J]. Reviews in Clinical Gerontology, 2000, 10 (4): 407-417.

[3] BROADHEAD W, GEHLBACH S H, KAPLAN B H. Functional versus structural social support and health care utilization in a family medicine outpatient practice [J]. Medical Care, 1989, 27 (3): 221-233.

[4] HAAS M L. A geriatric peace? The future of US power in a world of aging populations [J]. International Security, 2007, 32 (1): 112-147.

[5] SCHNEIDER B, WAITE L J. Being together, working apart: Dual-career families and the work-life balance [M]. Cambridge: Cambridge University Press, 2005: 59-83.

[6] HOLT-LUNSTAD J, SMITH T B, LAYTON J B. Social relationships and mortality risk: A meta-analytic review [J]. PLoS Medicine, 2010, 7 (7): 13-16.

[7] SEEMAN T E. Social ties and health: The benefits of social integration [J]. Annals of Epidemiology, 1996, 6 (5): 442-451.

[8] CORNWELL E Y, WAITE L J. Social disconnectedness, perceived isolation, and health among older adults [J]. Journal of Health and Social Behavior, 2009, 50 (1): 31-48.

[9] FRATIGLIONI L, WANG H X, ERICSSON K, et al. Influence of social network on occurrence of dementia: A community-based longitudinal study [J]. Lancet, 2000, 355 (9212): 1315-1319.

[10] LUND R, NILSSON C J, AVLUND K. Can the higher risk of disability onset among older people who live alone be alleviated by strong social relations? A longitudinal study of non-disabled men and women [J]. Age and Ageing, 2010, 39 (3): 319-326.

[11] HAWTON A, GREEN C, DICKENS A P, et al. The impact of social isolation on the health status and health-related quality of life of older people [J]. Quality of Life Research, 2011, 20 (1): 57-67.

[12] ILIFFE S, KHARICHA K, HARARI D, et al. Health risk appraisal in older people: The implications for clinicians and commissioners of social isolation risk in older people [J]. The British Journal of General Practice, 2007, 57 (537): 277.

影響個人健康，所以需要將社會孤立問題作為一項重要的公共健康問題來面對，科學評價干預效果，實施有效干預措施，以降低其負面影響。雖然國外在此問題的研究上已有多篇類似的系統評價①②③，但其中兩篇研究距今已久，納入證據均為 2002 年之前的。另一篇研究並非針對老年人，且從異質樣本中整合數據，參與者包括失學兒童、無家可歸的青少年、老年人；而干預措施包括在線聊天室、鍛煉、社交活動、培訓支持。對這樣具有異質性的數據使用 Meta 分析是否恰當，是一個值得商榷的問題，而中國人口老齡化趨勢嚴重，老年人健康問題日益凸顯，但此類系統評價研究卻鮮有報導。本研究致力於評估針對老年人社會孤立問題的干預措施的有效性，以促進老年人健康。

4.2 對象與方法

4.2.1 檢索策略

系統檢索 1973—2013 年發表的文獻，使用 ENDNOTE X6 管理文獻。電子數據庫檢索：PsycINFO, PubMed, Proquest, Cochrane Library, Applied Social Sciences Index and Abstracts（ASSIA）, International Business School Suzhou（IBSS）, Database of Abstracts of Reviews of Effects（DARE）、中國生物醫學文獻數據庫（Sinomed）、中國期刊全文數據庫（China National Knowledge Infrastructure, CNKI）、萬方數據知識服務平臺（WANFANG）。其他檢索：檢索社會孤立或（和）孤獨感的綜述和已納入研究的參考文獻；檢索美國南加州大學社會工作學院數據庫、Hamovitch Center for Science in the Human Service 數據庫、蘭州大學循證醫學研究中心數據庫、西南財經大學人口研究所碩博學位論文庫；對於正在進行的研究和未發表的研究，嘗試聯繫相關作者獲取相關信息。檢索詞：老人（老年人/older*/elder*/senior*/aged/geriatric）、社會孤立（隔絕/social isolation/isolation）、孤獨（loneliness/lone）、隨機對照試驗

---

① CATTAN M, WHITE M, BOND J, et al. Preventing social isolation and loneliness among older people: A systematic review of health promotion interventions [J]. Ageing and Society, 2005, 25 (1): 41-67.

② FINDLAY R A. Interventions to reduce social isolation amongst older people: Where is the evidence? [J]. Ageing and Society, 2003, 23 (5): 647-658.

③ MASI C M, CHEN H Y, HAWKLEY L C, et al. A meta-analysis of interventions to reduce loneliness [J]. Pers Soc Psychol Rev, 2011, 15 (3): 219-66.

（explanatory trial/pragmatic trial/randomized controlled trial/RCT）、干預（intervention）。檢索式：（older * or elder * or senior * or aged or geriatric）AND（social isolation OR isolation OR loneliness）AND（explanatory trial OR pragmatic trial OR randomized controlled trial OR RCT），不同數據庫略有不同。

4.2.2 納入與排除標準

兩名研究者根據研究題目與摘要，初步確定符合標準的研究。對於不確定的文獻，由第三名研究者閱讀摘要進而確定，觀點分歧時具體討論納入。

（1）納入標準。根據《中國老年百科全書·生理·心理·長壽卷》及世界衛生組織對老年人的定義，將人的一生依據生理、心理特徵，按年齡劃分為不同的階段，45~59 歲為初老期。本研究旨在評價孤獨症預防措施，而從初老期開始人們會因社會活動參與方式的巨大變化，成為罹患社會孤獨問題的高危人群，綜上因素選取 50 歲為納入年齡。研究對象為年齡 50 歲以上的老年人；實施干預的目的是為解決社會孤立或孤獨感問題；有規範且可信的研究目標；報告社會孤立干預效果結論數據；採用隨機對照試驗研究；文獻語言為中文或英文。

（2）排除標準。未報告社會孤立變化的孤獨干預試驗、藥物試驗。

4.2.3 研究的質量評價

由於干預措施與結論數據的異質性，不能使用 Meta 分析定量分析數據，故應用定性系統評價的方法分析干預措施效果。在開放式隨機對照試驗質量評價中，由 Alejandro Jadad-Bechara 制定的 JADAD 標準過於注重盲法和隨機序列，Cochrane 偏倚風險工具更加適宜。[1] 本書將根據 Cochrane 偏倚風險工具，甄別隨機對照試驗質量並判定偏倚風險等級，再借鑑 JADAD 的評分原則對整體研究質量進行評分。Cochrane 偏倚風險工具評測原則涉及 6 個方面：選擇偏倚、實施偏倚、測量偏倚、數據偏倚、發表偏倚、其他偏倚。[2] 操作上，看其是否按隨機序列和分配隱藏進行選擇，是否按盲法實施和測量，數據是否完整，分析是否全面，有無其他偏倚，依照這 6 個方面評判證據整體質量，對每一篇納入文獻的三種評價（是/否/不清楚）進行計分，「是」記 2 分，「不清

---

[1] 馬捷，劉瑩，鐘來平，等. Jadad 量表與 Cochrane 偏倚風險評估工具在隨機對照試驗質量評價中的應用與比較 [J]. 中國口腔頜面外科雜志，2012，10（5）：417-422.

[2] HIGGINS J P T, STERNE J A C, ALTMAN D G, et al. The Cochrane Collaboration's tool for assessing risk of bias in randomised trials [J]. BMJ (Clinical research ed.), 2011, 343 (7829).

楚」記1分,「否」不計分。總計得分分成三段,即0~4分、5~8分、9~12分,分別表示整體偏倚風險「高」「中」「低」。研究的整體偏倚風險評分將據此原則分為「高」「中」「低」三個水平。系統評價報告依照 PRISMA（Preferred Reporting Items for Systematic Reviews and Meta-analyses）聲明標準。①

4.3 結果

4.3.1 納入過程

如圖4.2所示,對從746項相關研究和類似系統評價中發現的38個文獻進行初檢,發現其中680項研究的題目或摘要不符合選擇標準,再通過對余下104篇文獻進行全文閱讀篩選,最終納入20篇文獻研究。

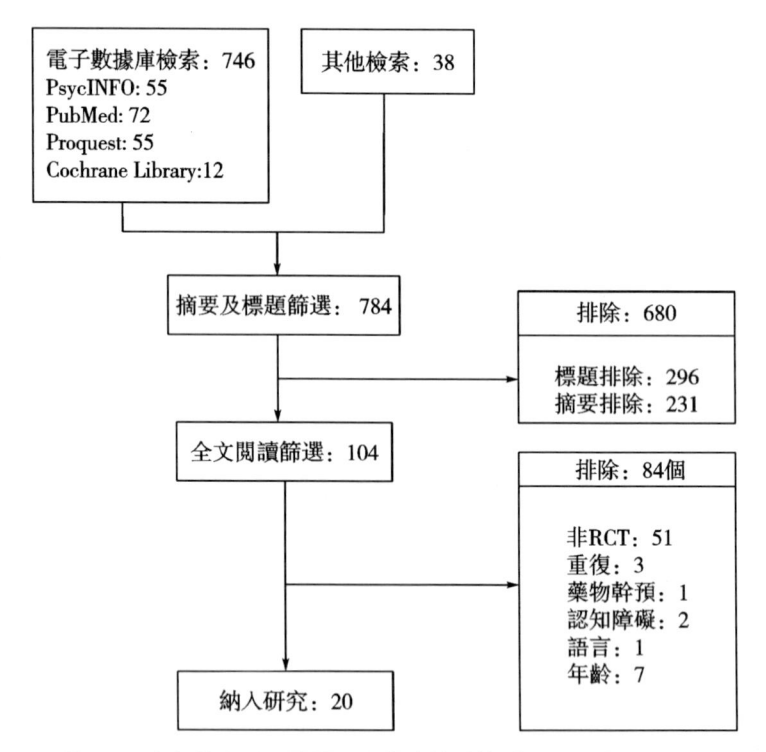

圖4.2 老年社會孤立問題干預措施的隨機對照研究納入流程圖

---

① MOHER D, LIBERATI A, TETZLAFF J, et al. Preferred reporting items for systematic reviews and meta-analyses: The PRISMA Statement [J]. Annals of Internal Medicine, 2009, 151 (4): 264-269.

4.3.2 納入研究情況

共納入 20 項隨機對照試驗研究，共 3,104 例研究對象，每個研究涉及對象 26~741 例不等。其中，5 項團體干預活動提供類研究為：Harris 等，1978（美國）[1]；Constantino，1988（美國）[2]；Lokk，1990（瑞士）[3]；Ollonqvist 等，2008（芬蘭）[4]；Routasalo 等，2009（芬蘭）。5 項團體干預培訓支持類研究為：Fukui 等，2003（日本）[5]；Savelkoul 等，2004（挪威）[6]；Kremers 等，2006（挪威）[7]；Boen 等，2012（挪威）[8]；Saito 等，2012（日本）[9]。1 個團體干預遠程服務類研究為：White 等，2002（美國）[10]。3 項個體干預訪談類研究為：Schulz，1976（美國）[11]；MacIntyre 等，1999（加拿大）[12]；易景娜等，

---

[1] HARRIS J E, BODDEN J L. An activity group experience for disengaged elderly persons [J]. Journal of Counseling Psychology, 1978, 25 (4): 325-330.

[2] CONSTANTINO R E. Comparison of two group interventions for the bereaved [J]. Journal of Nursing Scholarship, 1988, 20 (2): 83-87.

[3] LÖKK J. Emotional and social effects of a controlled intervention study in a day-care unit for elderly patients [J]. Scand J Prim Health Care, 1990, 8: 165-172.

[4] OLLONQVIST K, PALKEINEN H, AALTONEN T, et al. Alleviating loneliness among frail older people-findings from a randomised controlled trial [J]. International Journal of Mental Health Promotion, 2008, 10 (2): 26-34.

[5] FUKUI S, KOIKE M, OOBA A, et al. The effect of a psychosocial group intervention on loneliness and social support for Japanese women with primary breast cancer [J]. Oncology Nursing Forum, 2003, 30 (5): 823-830.

[6] SAVELKOUL M, DE WITTE L P. Mutual support groups in rheumatic diseases: Effects and participants' perceptions [J]. Arthritis Rheum, 2004, 51 (4): 605-608.

[7] KREMERS I P, STEVERINK N, ALBERSNAGEL F A, et al. Improved self-management ability and well-being in older women after a short group intervention [J]. Aging & Mental Health, 2006, 10 (5): 476-484.

[8] BOEN H, DALGARD O S, JOHANSEN R, et al. A randomized controlled trial of a senior centre group programme for increasing social support and preventing depression in elderly people living at home in Norway [J]. BMC Geriatrics, 2012, 12 (1): 20-20.

[9] SAITO T, KAI I, TAKIZAWA A. Effects of a program to prevent social isolation on loneliness, depression, and subjective well-being of older adults: A randomized trial among older migrants in Japan [J]. Arch Gerontol Geriatr, 2012, 55 (3): 539-547.

[10] WHITE H, MCCONNELL E, CLIPP E, et al. A randomized controlled trial of the psychosocial impact of providing internet training and access to older adults [J]. Aging & Mental Health, 2002, 6 (3): 213-221.

[11] SCHULZ R. Effects of control and predictability on the physical and psychological well-being of the institutionalized aged [J]. Journal of personality and social psychology, 1976, 33 (5): 563-573.

[12] MACINTYRE I, CORRADETTI P, ROBERTS J, et al. Pilot study of a visitor volunteer programme for community elderly people receiving home health care [J]. Health & Social Care in the Community, 1999, 7 (3): 225-232.

2012（中國）①。4項個體干預遠程服務類研究為：Heller等，1991（美國）②；Brennan等，1995（美國）③；Morrow等，1998（美國）④；Slegers等，2008（挪威）⑤。2項混合干預類研究為：Drentea等，2006（美國）⑥；杭榮華等，2011（中國）⑦。表4.1依照PICOSS（Participation, Interventions, Comparison, Outcomes, Study design, Setting）原則⑧介紹了納入研究的各項特徵。

  首先從納入研究的干預形式上來看，干預主要分為團隊干預、個體干預和混合干預3大類。其中，11項研究採用團體小組交互干預方式，7項研究採取一對一個體干預方式，2項研究綜合採用了以上兩種干預方式。再從干預時間和頻率上來看，多數干預頻率較為規律，每週1次或每2周1次，也有一些因地制宜的干預方式不規律。多數干預持續6周~1年時間，1項研究持續5年，1項研究未闡述干預頻率信息。其中，干預對象包括被照護者、殘疾者、居家養老者、機構養老者以及一些以社區為依託的獨居老年人。而僅有40%（8/20）的研究專門以社會孤立或孤獨感為研究對象，其餘研究中社會孤立則是作為次要或間接觀測變量。干預措施實施者包括衛生專員或專業社工、教師、學生、專家，其中1項研究的實施者涉及以上所有人員類型，1項研究沒有說明其實施者身分。在對照干預措施方面，研究中多數對照措施包括未設對照組研究、常規照護、等待、注意力控制干預，3項研究使用多種交叉干預措施。另外，在基線評測后的6周和3年之間，6項研究僅有1次隨訪。13項研究包括多種方式隨訪，並在干預實施后2年內有2~4次隨訪，其中1項研究在5年試驗中採用了11次隨訪數據。

---

  ① 易景娜，陳利群，賈守梅，等. 社區護士主導的全科團隊家訪服務對高齡居家老人心理狀況的影響[J]. 護理研究，2012，26（4）：975-978.

  ② HELLER K, THOMPSON M G, TRUEBA P E, et al. Peer support telephone dyads for elderly women: Was this the wrong intervention? [J]. American Journal of Community Psychology, 1991, 19 (1): 53-74.

  ③ BRENNAN P F, MOORE S M, SMYTH K A. The effects of a special computer network on caregivers of persons with Alzheimer's disease [J]. Nursing Research, 1995, 44 (3): 166-172.

  ④ MORROW-HOWEL N, BECKER-KEMPPAINEN S, JUDY L. Evaluating an intervention for the elderly at increased risk of suicide [J]. Research on Social Work Practice, 1998, 8 (1): 28-46.

  ⑤ SLEGERS K, VAN BOXTEL M P J, JOLLES J. Effects of computer training and Internet usage on the well-being and quality of life of older adults: A randomized, controlled study [J]. The Journals of Gerontology. Series B, Psychological Sciences and Social Sciences, 2008, 63 (3): 176.

  ⑥ DRENTEA P, CLAY O J, ROTH D L, et al. Predictors of improvement in social support: Five-year effects of a structured intervention for caregivers of spouses with Alzheimer's disease [J]. Soc Sci Med, 2006, 63 (4): 957-967.

  ⑦ 杭榮華，劉新民，鳳林譜，等. 心理干預對社區空巢老人的抑鬱症狀、孤獨感及幸福感的影響[J]. 中國老年學雜志，2011，31（7）：2723-2725.

  ⑧ 拜爭剛. 循證方法在社會醫學中的應用研究[D]. 蘭州：蘭州大學，2011：9-13.

表 4.1 基於 PICOSS 的納入研究特徵分類情況

作者,時間(國家)	對象	干預措施	對照措施	結果	證據環境	干預方法
Harris 等,1978(美國)	102 例社區居住的失能老年人;平均年齡 77	各種小組活動,每週 2 小時,持續 6 周	常規干預	35 項芝加哥社會活動量表	社區/公共場所,非療養中心和養老院	團體干預活動提供
Constantino,1988(美國)	150 例喪偶婦女 I1(50)/I2(50)/C(50) 平均年齡 58	①喪偶危機干預,學校提供每週 1.5 小時,關於既定主題小組討論 6 周;②社會適應干預,每週一次既定場地的既定活動,持續 6 周	未描述	RSAS, BDI, E(DACL)	學校/既定場所	
Lokk,1990(瑞士)	65 例社區居住的失能老年人;I(33/C(32) 平均年齡 I(76)/C(78) 女性比例 I(52%)/C(50%)	討論小組及目標型標準恢復項目,每週 2 次,持續 12 周	標準恢復項目	戶外活動指數,社會網路指數,絕望感指數,抑鬱指數,自我感知健康水平等	照護中心	
Ollonqvist 等,2008(芬蘭)	708 例社區老年人;I(343)/C(365) 平均年齡 78 女性比例 I(85%)/C(87%)	住院康復,包括組織體育活動,小組討論和演講,持續 8 個月	無干預	GDS-15,寂寞感及其導致的不安接觸,與子女和親戚的滿意度,朋友數量	康復中心	
Routasalo 等,2009(芬蘭)	235 例社區居住有孤獨偏向的老年人;I(117)/C(118) 平均年齡 80 女性比例 I(74%)/C(73%)	社會心理專業團體照護,包括藝術展演,舞蹈活動,鍛煉和討論,治療性寫作和團體治療,每週 1 次,持續 3 月	無干預	UCLA,Lubben's 社會網路量表,社會活動和心理健康狀態	社區中心/公共場所	

4 老年人口健康干預的系統評價——以社交孤立預防措施為例

表4.1(續)

作者,時間(國家)	對象	干預措施	對照措施	結果	證據環境	干預方法
Fukui 等, 2003 (日本)	50例乳腺癌初期婦女；I(25)/C(25) 平均年齡 53	由社會心理干預公司在醫院提供健康教育,涉及社會應對技巧、壓力管理等,每週1.5小時,持續6周	候選干預措施	UCLA,問卷調查	醫院	
Savelkoul 等, 2004 (挪威)	168例慢性風濕性患者；I(56)/C1(56)/C2(56) 平均年齡 53/52/51 女性比例 I (77%)/C1(59%)/C2(73%)	社會應對教育,以拓展社會支持渠道,每組10～12人,每週10次,持續13周	互助組,每組10～12人,每週1次,持續13周	de Jong Gierveld,社會支持交互量表,疾病影響量表	不清楚	
Kremers 等, 2006 (挪威)	142例社區單身婦女；I(63)/C(79) 平均年齡 I(63)/C(66)	社會支能訓練,每週6次,每次2.5小時	無干預	de Jong Gierveld	不清楚	團體干預培訓支持
Boen 等, 2012 (挪威)	138例來自14個老年中心的老年人；I(77)/C(61) 干預組80歲占60%,受控組80+占 50%	以老年中心為依託的社會支持服務,包括交通、用餐、體育活動等,以及小組會議,每次3小時,一年35～38次,持續1年	無干預/日常活動	SF-36, CES-D, HSCL-10, BDI	老年中心	
Saito 等, 2012 (日本)	63例移居后定居2年以上的老年人；I(42)/C(21) 平均年齡 I(73)/C(73) 女性比例 I(60%)/C(70%)	教育培訓,認知干預和社會支持等綜合措施,每2周1次,每次2小時,持續6個月	Waiting List	LSI-A, GDS, AOK, 以及孤獨感量表和社會支持情況等	既定公共場所	

表4.1（續）

作者，時間（國家）	對象	干預措施	對照措施	結果	證據環境	干預方法
White 等，2002（美國）	100 例養老院和集中居住的老年人；I(51)/C(49) 平均年齡 I(71)/C(72) 女性比例 I(71%)/C(82%)	遠程服務，每兩週 9 小時培訓，持續 5 個月	常規照護	UCLA，密友數量，CES	在療養院/集體住房	團體干預遠程服務
Schulz，1976（美國）	40 例教堂附屬私人養老院居民；I1(10)/I2(10)/C1(10)/C2910) 平均年齡 I1(85)/I2(80)/C1(83)/C2(78) 女性比例 90%	頻率與內容既定的家庭訪問，每週 2 周	①沒有預先告知的隨機訪問，持續兩週 ②無干預	活動指數，Wohlford 希望量表，每日藥物攝取量	養老院	
MacIntyre 等，1999(加拿大)	26 例家庭護理或家政服務受益者 I(15)/C(11) 平均年齡 I(80)/C(79) 女性比例 I(58%)/C(80%)	經雙方同意的志願者家庭訪問，每週 3 小時，持續 6 周	常規干預	個人資源問卷調查	私人住所	個體干預訪談
易景娜等，2012（中國）	144 例社區高齡居家老年人 I(74)/C(70) 平均年齡 I(85)/C(84) 女性比例 I(80%)/C(76%)	護士團隊家訪服務，前 3 個月每週 1 次，第 4 個月至第 6 個月 2 周 1 次，每人 30 分鐘左右，電話隨訪貫穿干預始終	根據需求進行上門服務	GDS-15,UCLA	私人住所	

表4.1（續）

作者,時間（國家）	對象	干預措施	對照措施	結果	證據環境	干預方法
Heller 等,1991（美國）	565例低收入家庭；女性 I(291)/C(274)	員工或同齡人電話訪問,持續10~30周	無干預	Paloutzian & Ellison 孤獨量表,CES-D,自察社會支持量表	私人住所	
Brennan 等,1995（美國）	102例社區居住的阿爾茨海默氏症病(AD)患者；I(51)/C(51) 平均年齡64 女性比例67%	為AD照護者提供服務和網路支持,90分鐘培訓,隨后提供網路在線支持及電話服務,持續12月	當地社區服務	CES-D,器械及情感社會支持量表,社會接觸與醫療服務記錄等	私人住所	
Morrow 等,1998（美國）	61例有自殺傾向的老年人；I(30)/C(31) 平均年齡76 女性比例85%	電話危機干預,包括提供社會服務信息,支持治療和其他協助服務,每週一次,持續8個月	Waiting List	GDS, OARS, 社會孤立狀態（社會化滿意度,電話次數,訪友次數,感覺孤獨次數）	私人住所	
Slegers 等,2008（挪威）	107例無上網經驗的社區老年人；I(62)/C1(45)/ C2(68)/C3(61)	遠程服務,每次4小時,每週2次,持續12月	未接受遠程服務	de Jong Gierveld, SF-36,症狀檢查列表的抑鬱分量表和焦慮分量表	私人住所	個體干預遠程服務

表4.1（續）

作者，時間（國家）	對象	干預措施	對照措施	結果	證據環境	干預方法
Drentea等，2006（美國）	183例阿爾茨海默病（AD）患者；I（94）/C（89）平均年齡I（73）/C（71）女性比例I（58%）/C（66%）	小組諮詢支持，個人和家庭輔導等，持續4個月，后續小組支持團體和單獨輔導持續5年	常規治療	SSNL，社會支持滿意度	私人住所	
杭榮華等，2011（中國）	80例有抑鬱症狀的空巢老年人；I（40）/C（40）平均年齡I（72）/C（71）女性比例I（58%）/C（50%）	①團體心理輔導包括講座和治療小組，每月2次，每次時間2小時②個體心理干預包括支持性心理治療，每週1次，每次50分鐘；行為治療每次30分鐘，每日1次；認知干預	無干預	GDS, UCLA, MUNSH	社區（小組）/私人住所（個體）	混合干預

註：I（N）表示干預組（N）；C（N）表示對照組（N）；N表示對象例數或比例；對象為曾實施干預基線測定或前測時的數量。RSAS，社會適應量表；BDI，杜克抑鬱量表；E（DACL），抑鬱形容詞檢核表；GDS，老年抑鬱量表；SF，健康調查簡表；CES-D，流調中心用抑鬱量表；HSCL，心理症狀清單自評量表；OARS，杜克大學量表；LSI-A，自評量表生活滿意度指數；SSNL，社會網路量表；AOK，孤獨感量表；MUNSH，紐芬蘭紀念大學幸福度量表

4.3.3 納入研究質量分析

根據 Cochrane 偏倚風險工具評判整體偏倚風險得分，5 項研究被歸為低等偏倚風險，2 項研究被歸為高等偏倚風險，其餘 13 項研究為中等偏倚風險。高偏倚風險研究將不予繼續討論。

表 4.2　基於 Cochrane 偏倚風險工具的納入研究質量評估

作者	隨機序列	分配隱藏	盲法	數據完整性	分析全面性	無其他偏倚	計分
Ollonqvist 等	是	是	是	不清楚	是	是	11
Savelkoul 等	不清楚	是	是	是	是	是	11
Routasalo 等	是	是	不清楚	不清楚	是	是	10
Boen 等	不清楚	是	不清楚	是	是	是	10
Fukui 等	不清楚	不清楚	不清楚	是	是	是	9
Constantino	是	否	不清楚	不清楚	是	是	8
Saito 等	不清楚	不清楚	否	是	是	是	8
White 等	不清楚	不清楚	不清楚	是	是	不清楚	8
MacIntyre 等	不清楚	不清楚	不清楚	是	是	不清楚	8
Kremers 等	不清楚	不清楚	不清楚	不清楚	是	是	8
Lokk	不清楚	不清楚	不清楚	不清楚	是	是	8
Heller 等	不清楚	不清楚	不清楚	是	是	是	7
Drentea 等	不清楚	不清楚	不清楚	不清楚	是	是	8
Brennan 等	不清楚	不清楚	否	是	是	不清楚	7
Harris 等	不清楚	不清楚	不清楚	不清楚	是	不清楚	7
易景娜等	是	不清楚	不清楚	不清楚	否	否	7
Slegers 等	否	不清楚	不清楚	是	是	否	6
Morrow 等	不清楚	不清楚	不清楚	是	否	不清楚	6
杭榮華等	不清楚	不清楚	否	是	否	否	4
Schulz	不清楚	不清楚	不清楚	不清楚	否	否	4

4.3.4 不同干預特徵下的干預效果分析

總體而言，18 項干預研究中有 12 項至少在 1 個維度呈現出對社會孤立狀態的改善效果。由於各歷史時期研究對社會孤立的定義不同，對於以單項形式報告社會孤立情況變化的研究結論，將歸入表 4.3 中「孤獨感」項；對於以

多項形式呈現社會孤立情況變化的研究結論，例如「情感或心理支持」「器械支持」（instrumental support）亦稱工具性支持[①]等，將依照「結構性社會支持」和「功能性社會支持」的原則，歸入此二項。

表 4.3　　　　　　　　　　納入研究的顯著性特徵表

作者，時間（國家）	偏倚風險	孤獨感	結構性社會支持	功能性社會支持	備註
Harris 等，1978（美國）	中	-	Y	-	6 周內社會孤立情況改善
Constantino，1988（美國）	中	-	Y	-	12 月內，社會孤立情況改善，特別在第 6 周時；所有時間段，干預組效果優於受控組
Lokk，1990（瑞士）	中	N	Y	Y	第 6 週測，社會網路拓寬；第 12 週測，效果消失；第 24 週測，密友增加
Ollonqvist 等，2008（芬蘭）	低	N	N	-	12 個月內，干預組參與者感到孤獨比例減少
Routasalo 等，2009（芬蘭）	低	-	Y	-	12 個月內，朋友數量增加
Fukui 等，2003（日本）	低	Y	Y	Y	6 個月內，孤獨感減輕，自信增強，互助滿意度提高
Savelkoul 等，2004（挪威）	低	N	N	-	6 個月內，僅社會技能增強，而孤獨感、社會網路和幸福感均無改善
Bøen 等，2012（挪威）	低	-	-	Y	12 個月內，社會支持顯著改善，抑鬱感增加，生活滿意度下降，干預組均好於對照組，健康狀況無改變
Kremers 等，2006（挪威）	中	Y	N	-	6 個月內，總體效果和情感孤立無改善；第 6 週社會孤立改善；第 6 月內效果消失
Saito 等，2012（日本）	中	N	Y	Y	6 月內，社會支持增加，社會聯繫與社會活動改善不明顯，社區服務熟悉感增加，孤獨感增加，抑鬱感無改變
White 等，2002（美國）	中	N	N	-	5 個月內，孤獨感無改善，密友數量無變化
MacIntyre 等，1999（加拿大）	中	-	Y	N	6 周內，社會融入增強，親密感等無改善

[①] 《生命歷程視角下農村老年人家庭代際支持的年齡模式研究》中解釋器械支持包括以下八種類型：購物、家務、金錢管理、做飯、家庭外事物、個人照料、財務及機構交涉方面的幫助。而心理支持包括三種類型：心理支持、休閒活動和聯繫。（來源：西安交通大學公共管理學院左冬梅博士論文，2011）

表4.3(續)

作者, 時間 (國家)	偏倚風險	孤獨感	結構性社會支持	功能性社會支持	備註
易景娜等, 2012 (中國)	中	Y	-	-	6個月內, 孤獨感、抑鬱感均有明顯改善, 親屬聯繫增加
Heller 等, 1991 (美國)	中	N	-	N	20 或 30 周內, 孤獨感無改善, 朋友和親屬支持無改善
Brennan 等, 1995 (美國)	中	N	-	-	12 個月內, 社會孤獨感無改善
Morrow 等, 1998 (美國)	中	N	Y	N	4個月內, 社會聯繫增加, 但社會化滿意度無改善, 8個月內未滿足, 需求下降
Slegers 等, 2008 (挪威)	中	N	N	-	12個月內, 對比所有 3 個受控組, 孤獨感或社會網路範圍無改善
Drentea 等, 2006 (美國)	中	-	-	Y	5年內, 社會支持滿意度提升

註: -表示無報告; Y 表示有統計學意義 ($P<0.05$); N 表示無統計學意義 ($P \geq 0.05$)

首先,從干預方法上來看,5項團體活動類型提供干預中有4項對改善結構性社會支持呈現顯著效果,其中呈現顯著改善效果的研究都採用形式多樣的干預措施,而僅採用體育鍛煉方式減輕孤獨感的低偏倚風險研究報告顯示結構性社會支持改善不明顯,但孤獨感相對於對照組稍有改善。團體干預培訓支持在功能性社會支持指標方面,3項研究均報告有顯著改善效果。4項結構性社會支持研究報告有一半的患者無改善效果或效果隨時間消失,而報告有顯著效果的研究樣本量偏小。一個中等偏倚風險的團體干預遠程服務沒有發現任何改善效果。納入的2個體干預訪談均表現出結構性社會支持的顯著改善效果。納入的4項個體干預遠程服務研究中僅1項呈現出結構性社會支持的改善效果,該研究採樣時間偏短。1項採用混合干預方式的中等偏倚風險的研究呈現功能性社會支持的改善效果。

其次,干預的外部環境也是影響干預實施效果的重要因素,比如干預措施提供者、干預的場所和干預對象。4項由領域專家提供的干預中有3項呈現改善效果。9項由衛生或社工專員提供的干預中有6項呈現改善效果。教育界人士教師或學生提供的3項干預呈現出改善效果。另外,1項研究的實施者涵蓋了多種身分人員,但並非所有研究都準確描述了干預提供者信息。在干預實施場所方面,4項研究地點為學校或既定公共場所等的研究,在 1~2 個維度均呈現改善效果。7項證據來自於專業治療機構的干預研究(例如老年中心、康復中心、醫院等)中有5項干預研究在 1~3 個維度上呈現改善效果。7項在私人

住所的研究中僅4項干預研究在1個維度上呈現改善效果，另外2項研究未交待證據生產環境。此外，精確定位社會孤立或孤獨感對象人群的干預研究在4個維度的改善效果較好。對象明確的研究顯示出積極改善效果，相比之下，目標群體針對性不強的研究改善效果要差一些，12項干預研究中僅7項呈現改善效果。

最後，從時間和地區來看，研究的整體質量隨著時間推移不斷提高。2000年之前的8項研究中，7項干預研究全部為中等偏倚風險。2000年之后的11項研究中，中等偏倚風險研究占了6項，其中低等偏倚風險為5項。所有研究中來自中國的研究只有2項，其中1項屬於高偏倚風險，其餘研究均來自歐美發達國家，芬蘭、挪威和美國最多，占據了13項，其中低偏倚風險研究大多來自挪威和芬蘭。

4.4 討論

本研究發現，團體干預活動提供和個體干預訪談在改善結構性社會支持方面效果明顯，混合干預和團體干預培訓支持對於改善功能性社會支持效果顯著，遠程服務類干預效果普遍欠佳。在社會公共場所的干預效果更好。準確定位對象問題的干預效果更加明顯。行業專業人士提供干預效果優於學校人士。為社會孤立問題老年人提供有效干預除了可以改善結構性社會支持、功能性社會支持外，還可以減緩孤獨感和社會孤立，促進老年人健康。

在試驗研究中，解決社會孤立的干預措施多種多樣，雖然試驗研究設計並不總是可行或被客戶接受，但我們提倡由領域專業人士在日常生活場地提供面對面的干預，避免遠程或在對象居所進行干預，並建議據此開發更高效的干預措施，以取得更好的改善效果。此外，本研究還可以為實施過程和評估報告提供科學的規範參考，促進研究者在適當情況下首先採用隨機對照方法[1]，提高設計水平，規範研究過程，提升證據質量，為政策制定提供參考。

在現實生活中，老年人的個性偏好在影響老年人的社會交往方面作用相當明顯。喜歡獨處的老年人，使自己處於社會孤立的狀態的可能性更大。而處於不同生活狀態的老年人其社會孤立發生率也不同，喪偶、低收入、健康狀況較

---

[1] OGILVIE D, M EGAN, V HAMILTON, et al. Systematic reviews of health effects of social interventions: 2. Best available evidence: How low should you go? [J]. Journal of Epidemiology and Community Health (1979-), 2005, 59 (10): 886-892.

差的老年人更容易感到孤獨進而導致社會孤立問題。另外，年齡的增長也會使老年人脫離社會交往，更傾於孤立。所以在設計和實踐預防社會孤立干預措施的時候，還需要因地制宜地考慮目標老年人的個人偏好、生活狀態和生理特徵，以提高干預措施的效果。

在政策層面上，建立健全社會支持系統迫在眉睫。[①] 隨著計劃生育政策的推進，人口老齡化日趨嚴重，已逐漸形成「421」或「422」家庭格局，家庭養老支持功能被大大削弱，特別是老年人的社會交往和精神慰藉方面得不到滿足。因此，必須建立以社區為依託的養老支持服務平臺，大力發展專業社工團隊，科學利用學校或研究所取得的證據，正確干預老年人社會孤立問題，提高其身心健康水平和生活質量，促進中國人口健康老齡化。

4.5　未來研究方向

本研究納入文獻研究的干預對象是已出現社會孤立或呈現孤獨感的老年人，但由於相關研究對社會孤立概念沒有規範、統一的定義，所以可能存在納入偏倚。儘管納入標準為減輕社會孤立或孤獨感的研究，但只有40%的研究明確針對該問題。其餘研究由於目標對象的其他特徵因素，可能存在社會孤立或孤獨感的潛在評估風險。限制研究語言為英語和漢語可能會增加納入偏倚。各歷史時期研究的質量與表達形式參差不齊也限制了本研究質量。由於研究對象、結論數據以及干預方式的異質性，採用定量方法並不恰當。同時也發現國內的隨機對照試驗研究證據非常缺乏。未來的研究不僅需要豐富原始證據，而且也可以在系統研究的思路上更加細化，例如，可以針對某一類型的干預，採用 Meta 方法量化研究干預效果。另外，大部分研究來自芬蘭、挪威和美國等發達國家，與中國的法定或志願者服務組織迥異，因此研究結論在中國的適用性有待進一步驗證。

4.6　系統評價在公共衛生決策中的十大認識誤區

20世紀下半葉，臨床醫學領域興起了重視科學證據的研究範式思潮，形

[①]　劉志榮，倪進發. 城市老年人孤獨的相關因素與對策 [J]. 安徽預防醫學雜誌，2002，8（6）：326-328.

成了循證醫學，並逐漸滲透到鄰近學科，成為多個交叉學科和新興的研究範式。在牛津大學 *Evidence-Based Practice：A Critical Appraisal* 專著中是這樣描述循證實踐思潮的：「循證醫學原理和方法超越醫學範圍的應用，導致其核心原理的拓展及循證實踐概念的發展，最終在全球實踐領域催生一場浩浩蕩蕩的循證實踐活動。」① 伴隨循證實踐的普及，多位學者在系統評價的功能上已達成共識。② 系統評論不但可以使衛生系統決策更加科學化、規範化及透明化，而且能夠充分考慮實踐背景的特殊性及適用性等因素，在決策之初協助決策者明確問題所在，提出切合研究問題的框架意見。也有學者認為在有限時間及諸多干擾因素下決策，系統評價不但可以有效降低偏倚，而且能有效提高證據轉化效率，是決策者的絕佳協助決策工具。③ 加拿大已有成功運用系統評價協助決策的案例：政府根據系統評價制定了不允許私人營利醫院參與某些醫療領域競爭的政策。④ 而在布基納法索（Burkina Faso）一個基於系統評價的衛生決策成功促進了瘧疾防控項目的推廣⑤。然而人們對於新事物總是充滿好奇與質疑，循證實踐理念及系統評價方法也不例外，在推廣與應用過程中人們對其存在諸多認識誤區。

---

① LIZ TRINDER, SHIRLEY REYNOLDS. Evidence-based practice：A critical appraisal [M]. Oxford：Blackwell Science, 2000：17.

② WALSHE K, RUNDALL T G. Evidence-based management：From theory to practice in health care [J]. Milbank Quarterly, 2001, 73：429-457. PETTICREW M. Systematic reviews from astronomy to zoology：Myths and misconceptions [J]. BMJ, 2001, 322：98-101. MAYS N, POPE C, POPAY J. Systematic reviewing qualitative and quantitative evidence to inform management and policy-making in the health field [J]. Journal of Health Services Research Policy, 2005, 10 (suppl_1)：6-20. LAVIS J N, DAVIES H T, GRUEN R L, et al. Working within and beyond the Cochrane Collaboration to make systematic reviews more useful to healthcare managers and policy makers [J]. Healthcare Policy, 2006, 1：21-33. LAVIS J N. How can we support the use of systematic reviews in policymaking? [J]. PLOS Medicine 2009, 6：e1000141.

③ LAVIS J, OXMAN A, GRIMSHAW J, et al. Support tools for evidence-informed health policymaking (STP) 7：Finding systematic reviews. Health research policy and systems central [serial online], 2009 [cited 2011 Jun 10]; 7 Suppl 1：S7. Available from：http：//www.ncbi.nlm.nih.gov/pubmed/20018114.

④ DEVEREAUX P J, CHOI P T L, LACCHETTI C, et al. A systematic review and meta-analysis of studies comparing mortality rates of private for-profit and private not-for-profit hospitals [J]. Canadian Medical Association Journal, 2002, 166：1399-406. Commission on the Future of Health Care in Canada. Building on values：The future of health care in Canada [M]. Ottawa, Canada：2002.

⑤ LAVIS J N, PANISSET U. EVIP Net Africa's first series of policy briefs to support evidence-informed policymaking [J]. International Journal of Technology Assessment in Health Care, 2010, 26：229-232.

本書基於系統評價在發達國家和發展中國家的實踐經驗，以 John N. Lavis 教授等近期心得為藍本，總結出十條系統評價應用於衛生政策的常見認識誤區，力圖澄清系統評價應該是什麼樣的、系統評價可以幫助衛生決策做什麼以及為什麼說系統評價可以協助決策等問題，通過列舉事實依據，修正對系統評價存在的認識偏差，正本清源這十大類有關係統評價的認識誤區。

4.6.1 資料來源

本書所引用的論據主要來自兩大主流循證數據庫：加拿大 MCMASTER 大學的 HSE（www.healthsystemsevidence.org）系統評價數據庫和牛津大學的 Cochrane Library（http://www.cochrane.org）系統評價數據庫。其中 HSE 數據庫涉及多種證據類型，包括政策的證據簡報、系統評價再評價、已完成的系統評價、在研中的系統評價（systematic reviews in progress）、計劃中的系統評價（systematic reviews being planned）、經濟學評價、衛生改革描述和衛生系統描述等。Cochrane 圖書館是目前世界上最完善的循證實踐證據數據庫，得到全世界多個國家及 WHO 等衛生機構的推薦。

4.6.2 十大認識誤區

1. 系統評價只關注臨床證據的收集，缺乏衛生決策評價

截至 2013 年 3 月，HSE 共存儲了上千條衛生決策的系統評價，根據衛生系統的種類和實施策略分類（見表 4.4），其中有 104 條記錄是衛生系統政府管理效果的系統評價，如當地政府和當地衛生組織的合作是否有利於改善當地居民的健康水平[1]；有 158 條記錄是財政管理效果的系統評價，如不同報銷類型對初級保健醫生行醫的影響[2]。另外，有 2,027 條記錄是供給管理效果的系統評價，如后續癌症患者護理應交付給誰[3]。還有 639 條記錄是針對衛生系統

---

[1] HAYES S L, MANN M K, MORGAN F M, et al. Collaboration between local health and local government agencies for health improvement [J]. Cochrane Database of Systematic Reviews, 2011, 6.

[2] GOSDEN T, FORLAND F, KRISTIANSEN I S, et al. Capitation, salary, fee-for-service and mixed systems of payment: Effects on the behavior of primary care physicians [J]. Cochrane Database of Systematic Reviews, 2000, 3.

[3] LEWIS R, NEAL R D, WILLIAMS N H, et al. Nurse-led vs. conventional physician-led follow-up for patients with cancer: Systematic review [J]. Journal of Advanced Nursing, 2009, 65: 706-723.

改革的系統評價①，如對高危群體的負面信息零容忍是否會增加社會不安定因素②。總之，已有大量高質量衛生政策相關係統評價。在中國，呂筠、李立明（2006）③認為公共衛生政策的制定與改革中可以運用系統評價，特別強調公共政策的制定需要有據可依，盡量降低政策制定者的主觀偏倚。迄今為止，眾多衛生系統的系統評價不但關注衛生政策系統的有效性，還分別對不同衛生系統進行了決策分析並提出了改革建議，為衛生決策者提供重要的決策依據。④

表4.4　　　　　針對衛生決策的系統評價內容分類表

系統評價內容分類	關注效果的系統評價數量（條）	解決其他問題的系統評價數量（條）	進行中的系統評價數量（條）	計劃中的系統評價數量（條）
衛生系統政府管理效果	104	108	11	12
財政管理效果	158	65	25	17
供給管理效果	2,027	452	248	142
衛生系統改革	639	N/A	31	26

2. 系統評價只關注效果，忽略其他因素

目前HSE有265條針對如何解決問題而非描述干預措施效果的系統評價，占整個系統評價數據庫的15%，大致可分為三類（表4.5）。國外將這些針對具體問題的系統評價視為衛生系統決策與自我改進的重要參考依據。國內學者陳慶升（2006）從「證據為本」的角度，討論了救助管理中如何運用循證決策理念提高健康公平性及解決實施中出現的各種問題。⑤決策過程中，決策者希望得到「干預是否有效」「政策改革或干預措施是否具有可行性」「受眾人群的接受程度」等答案。所幸目前已有回答此類問題的系統評價，對衛生管理者及決策者的知證決策異常重要。

---

① JOHN N LAVIS, KAELAN A MOAT, et al. Twelve myths about systematic reviews for health system policymaking rebutted [J]. J Health Servers Policy, 2013, 18 (1): 44-50.

② ALBADA A, AUSEMS M G, BENSING J M, et al. Tailored information about cancer risk and screening: A systematic review [J]. Patient Education and Counseling, 2009, 77: 155-171.

③ 呂筠, 李立明. 循證公共政策與公共衛生改革路徑 [J]. 人文雜志, 2006, 1: 146-151.

④ ROBERTS M J, HSIAO W, BERMAN P, et al. Getting health reform right: A guide to improving performance and equity [M]. Oxford, UK: Oxford University Press, 2004.

⑤ 陳慶升. 救助管理政策反思——以證據為本與社會政策 [J]. 中外企業家, 2006, 10: 82-85.

表 4.5　　　　　　　　基於解決問題的系統評價分類表

系統評價分類	具體案例
數據分析及相關調查類評價有助於解決某特定衛生系統問題	關於發展中國家的孕產婦衛生保健不平等性的系統評價
觀察類研究的系統評價可以呈現相關干預措施的可能傷害或負面影響	改善老年人長期居住護理決策的系統評價
定性類系統評價針對健康問題或某健康問題的衛生系統干預措施的可及性	65 歲以上（智力正常）老年個人護理系統的評價

3. 系統評價僅納入隨機對照試驗

Rockers 等的研究報告顯示，在 HSE 的 359 條系統評價中，有 50%沒有限定納入研究類型，40 條（11%）記錄了納入的多種研究設計類型。雖然納入多種類型研究的設計類型在證據質量的有效性評價方面仍是一個爭論話題，但認為系統評價僅納入隨機對照試驗的觀點是不全面的。國際證據分級與推薦系統（GRADE）① 正是為了使系統評價可以對多類型研究證據進行分級和推薦而產生的理論與技術支撐工具。隨機對照試驗在技術上或道德上的局限性，決定了其不能在某些領域應用，如果限制系統評價的篩選標準僅為隨機對照試驗，會大大降低適用於系統決策的其他研究證據數量，最終使評價無法落實到實際操作層面。② 部分系統評價有明確的納入標準，決策者可以判斷在實施中可能產生的問題，所以決策者可以根據自身需要決定其所整合的證據的類型。

4. 系統評價的質量取決於納入研究質量

AMSTAR③ 是評價系統評價質量的標準，它通過研究性質、證據選擇、數據提取及合成、報告結論及環境設定等因子進行綜合判斷。④ 基於此標準，HSE 中有 97 條系統評價被評為接近滿分的高質量證據，然而其證據並非採用隨機對照試驗，所以證據質量得分不是很高。國際證據分級與推薦系統（GRADE）被用來評估證據質量強度，該系統認為高質量的系統評價可以適時

---

① 曾憲濤，冷衛東，李勝，等.如何正確理解及使用 GRADE 系統 [J].中國循證醫學雜志 2011, 11 (9)：985-990.
② GRIMSHAW J, WILSON B, CAMPBELL M, et al. Epidemiological methods [M] //FULOP N. Studying the organisation and delivery of health services: Research methods. New York: Routledge, 2001.
③ 熊俊，陳日新. 系統評價/Meta 分析方法學質量的評價工具 AMSTAR [J]. 中國循證醫學雜志, 2011, 11 (9)：1084-1089.
④ SHEA B, GRIMSHAW J, WELLS G, et al. Development of AMSTAR: A measurement tool to assess the methodological quality of systematic reviews [J/OL]. BMC Medical Research Methodology, 2007. http://www.biomedcentral.com/1471-2288/7/10.

包含質量相對較低的證據，反之亦然。[1] 例如一個高質量 Cochrane 系統評價發現，專家意見在臨床治療之外的基本護理中的作用是可獲得最高質量的證據，雖然其證據本身作為專家意見級別屬於低級別證據，但在此研究背景中被確定為強推薦證據。[2] 根據 GRADE 標準，如果研究納入質量等級不高的證據，可能會對下一步研究的信度產生影響，但當結合整個研究背景考慮時，該證據為目前可取得的信度最佳的證據，所以該系統評價採用此證據是合理的、可信的。[3] 另外，在關於孕產婦保健效果的 Cochrane 系統評價中，許多高質量的系統評價不但包含高質量的證據，也包含中等質量的證據。[4] 這些例子說明系統評價的價值決定於研究質量、實施評價和其他因素，而非僅取決於納入研究的質量。

5.「空」系統評價沒有任何價值

目前 HSE 中有 44 條「空」系統評價，即無任何原始研究符合這些系統評價的納入標準以致該系統評價未納入任何原始研究。不過「空」系統評價依然可以幫助決策者做出決策，它可以幫助研究者從另一個角度思考，例如是否有未被發現的干預措施，以及如何評價和實施新干預措施等。另外，如果提出的問題本身具有較高研究價值，比如瞭解哪些經濟干預措施可以有效地增加偏遠地區和農村地區的醫生專業人員數量[5]，這些為「空」的評價能啓發研究者，增加未來關注該項研究的可能性。同時，「空」系統評價也可以提醒研究者考慮其研究標準是否過於嚴格（如只包括隨機對照試驗），導致無法檢索到符合納入標準的信息，當針對某一特定問題決策時，所謂嚴格的研究標準反而成為獲得現有最佳證據的阻礙。例如，對於通過經濟刺激來增加衛生人員在邊

---

[1] GUYATT G H, OXMAN A D, VIST G E, et al. GRADE：An emerging consensus on rating quality of evidence and strength of recommendations [J/OL]. BMJ, 2008. http://www.pubmedcentral.nih.gov/articlerender.fcgi? artid=2335261&tool=pmcentrez&rendertype=abstract.

[2] GRUEN R, WEERAMANTHRI T S, KNIGHT S E, et al. Specialist outreach clinics in primary care and rural hospital settings [J]. Cochrane Database of Systematic Reviews, 2003, 4.

[3] FLOTTORP S. Do specialist outreach visits in primary care and rural hosptial settings improve care [J/OL]. A Support Summary of a Systematic Review, 2008, 7 (1). http://www.supportcollaboration.org/summaries.htm.

[4] WIYSONGE C S, OKWUNDU C I. Does midwife-led care improve the delivery of care to women during and after pregnancy [J/OL]. A Support Summary of a Systematic Review, 2009, 5 (2). http://www.support-collaboration.org/summaries.htm.

[5] GROBLER L A, MARAIS B J, MABUNDA S A, et al. Interventions for increasing the proportion of health professionals practising in rural and other underserved areas [J]. Cochrane Database of Systematic Reviews, 2009, 2.

遠地區的從業人數這一問題，如果將研究標準設計為隨機對照試驗證據，只有43條原始研究結果可供參考，這樣一來不但不能解決問題，決策者還會認為無相關研究，大量的可以參考的原始研究被浪費。① 雖然在研究設計中不推崇使用觀察法評價干預措施與效果間的因果關係，但觀察性研究的系統評價仍被視為目前相對高質量的證據，得到世界衛生組織（WHO）的推薦，並被多個國家運用於改善邊遠地區衛生人員工作情況決策中。②

6. 知證決策時，系統評價強度不優先於單一原始研究

首先要陳述系統評價與單一研究的關係，系統評價所納入的單個研究被稱為原始研究，所以系統評價可以被理解為眾多單一研究的合集。總體而言，系統評價相對於單一研究的優勢有四條：①系統評價有效地加強證據轉化、降低選擇偏倚，因為它採用一套系統化、透明化的方法確定、選擇、評估及整合現存的相關原始研究。②系統評價提高衛生政策干預效果的可信度，整合符合標準的原始研究，超越單個研究的信度水平。③系統評價使得決策者可以投入更多的時間與精力思考其他的決策方式或實施中存在的問題的解決。系統評價已經完成對眾多原始研究結果的梳理，決策者可以騰出時間與精力關注更多的決策方法。④系統評價可以提振公眾對於決策的信心。系統評價研究流程的科學化和透明化，讓不同利益相關人群明白決策過程，並可以對採納證據提出質疑，這一採納與討論的過程提高了公眾認可度與實施可行度。③ 當然，這裡的系統評價指的是那些方法學質量及報告質量均較高的系統評價。

7. 系統評價強調實施環境，只在進行過相關研究試驗的地方才有效

美國與英國等一些國家應用系統評價方法提供了大量衛生決策證據，雖然沒有找到來自於發展中國家的相似研究，但並不是說系統評價無效。例如HSE數據庫中沒有一個系統評價研究來自於安哥拉與馬里。然而這並不表示這些國家不能有效使用HSE證據。許多來自非洲國家的研究表明以家庭為基礎的愛滋病與瘧疾管理模式正在挑戰傳統的國家衛生系統模式④。這些系統評價大都

---

① BARNIGHAUSEN T, BLOOM D. Financial incentives for return of service in underserved areas: A systematic review [J]. BMC Health Services Research, 2009, 29: 86.

② WORLD HEALTH ORGANIZATION. Increasing access to health workers in remote and rural areas through improved retention [R]. Geneva: World Health Organization, 2010.

③ LAVIS J N, DAVIES H T O, OXMAN A, et al. Towards systematic reviews that inform health care management and policy-making [J/OL]. Journal of Health Services Research Policy, 2005. http://jhsrp.rsmjournals.com/cgi/content/abstract/10/suppl_1/35.

④ BATEGANYA M H, ABDULWADUD O A, KIENE S M. Home-based HIV voluntary counseling and testing in developing countries [J]. Cochrane Database of Systematic Reviews, 2007, 4.

基於非洲國家的衛生系統，對於擁有相似衛生系統與文化背景的安哥拉與馬里的決策者來說大有裨益。在這些研究中詳細提供了什麼樣的干預措施才會生效以及為什麼會生效，在什麼環境中生效等問題。① 因此，安哥拉與馬里的決策者可以結合當下環境利用這些系統評價，選擇恰當的干預對象，設計合適的干預措施，有效監控及評估反饋。此外，系統評價效果可以通過 Meta 分析統計方法修正相關試驗效果，獲得精確的總體相關性及分析存在的誤差，使得評價結論更具有可推廣性。② 再者，使用非本土群體的系統評價結果時，可依據「適用性」原則對證據的推薦等級進行修正。

8. 系統評價很難被快速檢索出來

目前已有一站式證據檢索站點，旨在幫助用戶及時獲取系統評價，並能快速搜索某研究題目的系統評價是否存在，例如 www. health-evidence. ca。HES 知識庫提供公共衛生項目及服務的系統評價，Cochrane Library 主要包含針對臨床（藥品）項目和服務的系統評價。HSE 是與衛生政策制定密切相關的循證數據庫。如某學者對保健機構使用基金的有效性的系統評價感興趣，在檢索時將範圍限定在衛生財政領域，可以很快地篩選出相關係統評價。③ 當然系統評價數據庫有別於通常意義的文獻數據庫，檢索方式規範，需要一定的檢索基礎，但其檢索效率遠高於一般文獻庫。此外，隨著越來越多的期刊要求系統評價者遵照報告規範④，以及越來越多的人知曉了報告規範，系統評價將會愈發容易檢索。如 PubMed 數據庫在「Article Type」中設定了「Systematic Reviews」和「Meta-Analysis」。

9. 研究中無法知道是否存在已在開展的類似系統評價

HSE 中有 315 個正在進行的研究計劃（protocol），其中多數發表在 Cochrane Library，這些研究計劃說明此類的系統評價正在撰寫中，而尚處於計劃中的系統評價在 HSE 中目前有 201 條。此外通過「PROSPERO⑤」（http：//

---

① HOPKINS H, TALISUNA A, WHITTY C J, et al. Impact of home-based management of malaria on health outcomes in Africa：A systematic review of the evidence ［J］. Malaria Journal, 2007, 6：134.

② LAVIS J N, OXMAN A, SOUZA N, et al. A support tools for evidence-informed health policymaking (STP) 9：Assessing the applicability of the findings of a systematic review ［J/OL］. Health Research Policy and Systems, 2009. http://www.health-policy-systems.com/content/7/S1/S9.

③ STURM H, AUSTVOL D A, AASERUD M, et al. Pharmaceutical policies：Effects of financial ［J］. Cochrane Database of Systematic Reviews, 2007, 3.

④ 曾憲濤，李勝，馬鑽，張永. Meta 分析系列之八：Meta 分析的報告規範 ［J］. 中國循證心血管醫學雜志, 2012, 4 (6)：500-503.

⑤ 楊智榮，詹思延. PROSPERO：為非 Cochrane 系統評價全新打造的註冊平臺 ［J］. 中華醫學雜志, 2012, 92 (6)：422-425.

www.metaxis.com/PROSPERO）衛生系統評價的公共草案註冊系統，同樣收集了大量正在進行或計劃進行的系統評價題目。如 PROSPERO 目前包含了 441 個正在進行的系統評價，這些草案就提示未來研究不要重複此課題，以避免浪費資源。系統評價操作中，第一步即確定問題，只有提交不重複的研究題目才可以通過系統註冊，從源頭上杜絕重複研究的產生，提高研究效率和資源利用率。

10. 對使用者來說系統評價晦澀難懂，難以應用

HSE 的 1,736 條系統評價中有 72% 為決策者及使用者提供了至少一種用戶易得的證據概要。因此，認為學術門檻限制了決策者使用系統評價做出決策的結論是站不住腳的[1]，大多數系統評價的推廣方都提供了各式的使用簡介（表 4.6）。

表 4.6　　可提供證據概要或使用簡介的網站列表

名稱（網址）	簡介	特點
ACC 政策協助促進網（www.cochrane.org.au/projects/policy.php）	Cochrane 的子網站	提出 Cochrane 評價概要，主要涉及醫學及生物層面的基礎試驗研究，以及健康干預研究[2]
效果評價摘要數據庫（www.crd.york.ac.uk）	受約克大學評價與傳播中心（CRD）管理，是英國國家健康研究中心的一部分	致力於製作一頁式使用指南，其領域主要涉及健康照護干預措施
衛生保健協會網（http://www.liv.ac.uk/evidence）	由英國政府出資，利物浦熱帶醫學院承辦，致力於系統評價證據提出並提供使用手冊	它們的職能是收集低收入或中等收入國家的證據資料。特別關注非洲兒童健康問題
坎貝爾網（http://campbellcollaboration.org）	挪威健康服務知識中心承辦，系統評價領域包括：犯罪、教育、社會福利等	免費提供系統評價及各階段報告
健康證據網（www.health-evidence.ca）	麥克馬斯特大學承辦，致力於收集和整理現有系統評價，並提供證據概要	主要負責製作公共衛生干預的使用手冊，此外它還會為每個系統評價質量打分

---

[1] SHELDON T A. Making evidence synthesis more useful for management and policy-making [J]. Journal of Health Services Research Policy, 2005 (1).

[2] MISSO M, GREEN S, BRENNAN S, et al. Policy relevant summaries: Encouraging and supporting Australian policy makers to use Cochrane reviews[M]. Sao Paulo, Brazil:[s.n.], 2007:23-27.

4.7 小結

系統評價雖然有諸多優點，但存在很多不足與局限性。首先，雖然不同問題的系統評價已大量存在，但仍有很多研究只關注干預效果，並未分析證據的實用性，存在接受度及效果成本等問題。其次，有相當比例的系統評價包括多種原始研究設計，如何整合非試驗證據、如何評價觀察性研究得到的證據強度等方面存在很大的不確定性。再次，系統評價結論更易於推廣，但推廣的效果受衛生制度改革及干預政策制定及執行水平等因素的影響。再其次，大部分系統評價不是來自於低收入或中等收入國家，相關從業人員及研究人員的缺乏在很大程度上阻礙其轉化與推廣。最後，儘管系統評價方法對於決策者與執行者大有裨益，使得決策更加規範、更加科學，還是需要研究者不斷進行大量的評估工作，以便進一步回答「評價預期目標是否達成」「外部條件改變時干預效果有無改變」等問題，當新情況或新干預措施出現時，還需要更新證據評價，方便后續使用。本書提供的參數和具體的例子僅供解釋當下在衛生系統決策中對於系統評價的誤區，希望可以幫助衛生決策者使用和正確理解系統評價的作用，並協助進行決策，提高決策效力。

5 個體健康干預對老年人口行為和生命質量的影響

5.1 研究背景和理論基礎

　　根據前章系統評價得出關於老年人口健康干預措施的有效性評價，發現以個體為單位面對面方式的干預往往能取得顯著效果。本章結合老年人口社會與經濟特徵，根據隨機對照試驗原則，利用個體干預方式和專業干預人員等系統評價所得出的促進干預效果的經驗，開展個體健康干預。在具體操作上，根據四川的實際情況，老年人口亟待解決的是生理層面的健康問題，心理和社會層面次之。因此實施單獨的社交孤立干預措施並不能解決老人健康的主要矛盾，故本研究立足於系統評價結論，拓展健康干預內容，設計了一系列健康干預措施，瞄準影響老人健康的不良行為習慣，對症下藥地實施干預，促進老年人健康。

　　受社會、經濟和文化等不同因素的影響，中國老年人口相對於其他年齡組別人口，通常在行為生活方式以及生命質量方面都較差。因此，針對老年人口開發和評估可行且有效的健康干預服務方案將是今後老年健康干預研究的重要發展方向[1]。較早的一些國外研究發現，綜合老年評估能夠有效改善老年人口

---

[1] MANTON K G, GU X, LAMB V L. Change in chronic disability from 1982 to 2004/2005 as measured by long-term changes in function and health in the U. S. elderly population [J]. Proc Natl Acad Sci USA, 2006, 103 (48): 18374-18379. Reuben, D. B. Meeting the needs of disabled older persons: Can the fragments be pieced together? [J]. J Gerontol A Biol Sci Med Sci, 2006, 61 (4): 365-366.

的機體功能和生命質量狀況，降低死亡率[1]，不過這種評估主要針對住院病人。而且，由於大多數該類干預屬於綜合性干預，干預內容較為廣泛，不能對某一特殊健康問題「量體裁衣」制定具體措施，因此針對性較差。目前，以社區為基礎的健康干預也是一種用以改善老人行為生活方式和生命質量的較有針對性的常用方法。[2] 然而，社區健康干預模式的效果評估在學術界存在較大爭議，由於地區間不同因素的差異，這種干預模式存在很明顯的異質性。[3] 也就是說，它是一種很難被標準化實施和評估的模式。為了比較和評估這種干預的有效性，國際上通常採用循證實踐理論中的隨機對照試驗方法。

根據前章的論述，以社區為基礎的健康干預通常有個體健康干預和群體健康干預兩種形式。所謂個體健康干預，是一種針對性很強的一對一模式干預，在行為改變方面效果尤為顯著，被許多研究證實為一種成功的干預模式。[4] 不過目前，針對改善中國城鄉老年人口行為生活方式和生命質量的個體健康干預研究還是不多見。因此，我們利用以城鄉老年人口隨機抽樣的對照試驗為基礎，評估個體健康干預在中國城鄉老年人口健康促進中的可及性和有效性。不過，目前國內採用該種方式進行老年健康干預研究的案例並不多見，因此本研究致力於此，在城市和農村老年人群中採用隨機抽樣的隨機對照試驗，力求探索一種科學的干預方式，改善老人健康。過去的研究發現，成功的健康干預方

---

[1] ELLIS G, LANGHORNE P. Comprehensive geriatric assessment for older hospital patients [J]. Br Med Bull, 2004, 71: 45-59. Vidan, M., Serra, J. A., Moreno, C. et al. Efficacy of a comprehensive geriatric intervention in older patients hospitalized for hip fracture: A randomized, controlled trial [J]. J Am Geriatr Soc, 2005, 53 (9): 1476-1482.

[2] CLEMSON L, CUMMING R G, KENDIG H, et al. The effectiveness of a community-based program for reducing the incidence of falls in the elderly: A randomized trial [J]. J Am Geriatr Soc, 2004, 52 (9): 1487-1494. Belza, B., Shumway, C. A., Phelan, E. A., et al. The effects of a community-based exercise program on function and health in older adults: The enhance fitness program [J]. Journal of Applied Gerontology, 2006, 25 (4): 291-306.

[3] STUEK A E, SIU A L, WIELAND G D, et al. Comprehensive geriatric assessment: A meta-analysis of controlled trials [J]. Laneet, 1993, 342 (8878): 1032-1036. Parker, G., Bhakta, P., Katbanma, S., et al. Best place of care for older people after acute and during subacute illness: A systematic review [J]. J Health Servres Policy, 2000, 5 (3): 176-189.

[4] MARCUS B, BOEK B, PINTO B, et al. Efficacy of an individualized, motivationally-tailored physical activity intervention [J]. Annals of Behavioral Medicine, 1998, 20 (3): 174-180. Bonner, S., Zimmerman, B. J., Evans, D., et al. An individualized intervention to improve asthma management among urban Latino and African-American families [J]. J Asthma, 2002, 39 (2): 167-179. Ilanne, P. P., Eriksson, J. G., Lindstrom, J., et al. Effect of life style intervention on the occurrence of metabolic syndrome and its components in the Finnish Diabetes prevention study [J]. Diabetes Care, 2008, 31 (4): 805-807.

案往往需要基礎學術理論的支撐。①

在知信行模式的基礎上,結合本研究的具體干預時間,將由漸進式改變理論的五個階段簡化為四個階段,即無目的階段、準備階段、改變階段和維持階段。針對每個階段的不同特徵,分別實施個性化的干預措施,能夠使干預更加科學有效。② 大量歷史研究也同樣發現,以學術理論為基礎的健康干預常常較容易成功。③ 所以要成功地改變一個人的行為,就需要根據個體在不同階段的特點,實施針對性的健康干預措施。④

在漸進式改變理論的應用效果方面,2002 年,Nigg 等⑤在研究中發現,漸進式改變理論能有效地改變老人行為生活方式。同年 Clark 等⑥在實際應用中也發現,相對於在臨床病人干預中的應用效果,該理論在社區人群干預中的效果更好。而我們研究中的干預對象正是社區老年人口,因此以漸進式改變理論為依據設計實施個體健康干預是一種非常有效的干預模式,能夠更好地滿足不同老年個體的需求,制訂「量體裁衣」的干預方案,分步實施干預措施,切實可行地改善中國城鄉老人健康問題。從而改善中國城鄉老年人口的行為生活方式,提升他們的生命質量,減緩老齡化人口問題。

這幾年,隨著中國社區衛生服務站體系的建立,雖然四川省城鄉社區為越來越多的老年人提供了社區醫療衛生服務,但是老年人很少有機會接收一些針對性較強的健康干預服務以改善其行為生活方式以及生命質量。因此,針對個

---

① PANTER B C, CLARKE S E, LOMAS H, et al. Culturally compelling strategies for behavior change: A social ecology model and case study in malaria prevention. Social science & medicine part special issue: Gift horse or Trojan horse? [J]. Social Science Perspectives on Evidence-Based Health Care, 2006, 62 (11): 2810-2825.

② MALOTTE C K, JARVIS B, FISHBEIN M, et al. Stage of change versus an integrated psychosocial theory as a basis for developing effective behavior change interventions [J]. AIDS Care, 2000, 12 (3): 357-364.

③ PANTER B C, CLARKE S E, LOMAS H, et al. Culturally compelling strategies for behavior change: A social ecology model and case study in malaria prevention. Social science & medicine part special issue: Gift horse or Trojan horse? [J]. Social Science Perspectives on Evidence-Based Health Care, 2006, 62 (11): 2810-2825.

④ ADAMS J, WHITE M. Why don't stage-based activity promotion interventions work? [J]. Health Educ. Res., 2005, 20 (2): 237-243.

⑤ NIGG C, ENGLISH C, OWENS N, et al. Health correlates of exercise behavior and stage change in a community-based exercise intervention for the elderly: A pilot study [J]. Health Promote Pract, 2002, 3 (3): 421-428.

⑥ CLARK P G, NIGG C R, GREENE G, et al. The study of exercise and nutrition in older Rhode Islanders (SENIOR): Translating theory into researeh [J]. Health Edue. Res., 2002, 17 (5): 552-561.

體老人，以社區為依託，基於科學理論探索有效的個體健康干預方式，並進行科學評估，將是以后老年健康干預研究的一個重要發展方向。

5.2 常見老年人群生命質量的評價方法

根據對老年健康的定義，老年人的生命質量評估，需要從生理、心理和社會功能三個方面進行，例如性別、年齡、性別、運動技能、心情狀態和軀體疾病等因素都是需要考慮的範圍。在研究中，常常採用量表的方法觀測生命質量的變化，不過世界上類似量表成千上萬，其功能和側重點稍有不同，從測量內容來看大體分為三類：①針對疾病的量表；②針對生理、心理或社會功能的某一特殊方面的量表；③總體評價類量表。本研究採用的 MOS SF-36 量表屬於第三類。在 1992 年美國學者 Ware 等最早提出了 SF-36 量表，由美國醫學結局研究組不斷開發和完善，是目前國內應用最多的老年人群調查量表。[①] 這個量表具有很強的普適性，是世界公認且廣泛應用的個人對健康感性認知的結局評價工具之一。[②] 憑藉其簡明扼要的條目和高效的心理評測特性被廣泛運用在生命質量評價之中，它較高的信度和效度已經被許多歷史研究所證實。[③] 中國學者張磊[④]發現，SF-36 量表在效度和信度方面均優於老年人生活質量量表，特別是在評測心理狀況方面尤為準確。此外，多數研究同樣證明 SF-36 量表在評價生命質量方面有較高的效度和信度。[⑤] 該量表包括生理和心理兩個方面的評測條目[⑥]，因此它能夠通過分屬於 8 個維度的 35 個條目有效勾勒老人的整體健康水平。該量表包含：①軀體功能 10 條；②軀體所致功能限制 4 條；③軀

---

① 付汝坤，姜潤生，陳超，等. 老年人口生命質量研究現狀 [J]. 中國老年學雜志，2007，27 (16)：1635-1637.

② WARE J E, SHERBOURNE C D. The MOS 36-item short-form health survey (SF-36) [J]. Medical Care, 1992, 30: 473-483.

③ WARE J E. SF-36 physical and mental health summary scales: A user's manual [J]. 5th ed. Boston: Health Assessment Lab, New England Center, 1994. WARE J E. SF-36 health survey manual and interpretation guide [M]. 2nd ed. Boston, Massachusetts: The Health Institute, New England Center, 1997.

④ 張磊，黃久儀，範鳳美，等. 美國簡明健康測量量表與中國老年人生活質量調查表的對比研究 [J]. 中國行為醫學科學，2001，10 (6)：601.

⑤ WALTERS S J, MUNRO J F, BRAZIER J E. Using the SF-36 with older adults: A cross-sectional community-based survey [J]. Age and Ageing, 2001, 30 (4): 337-343.

⑥ MCDOWELL I, NEWELL C. Measuring health: A guide to rating scales and questionnaires [M]. New York: Oxford University Press, 1996.

體疼痛 2 條；④總體健康 5 條；⑤生命活力 4 條；⑥社交功能 2 條；⑦情感所致功能限制 3 條；⑧心理健康 5 條。

5.3 研究方法

5.3.1 基本情況

根據 PICOSS 原則，研究對象為目標社區老人，干預措施為個性化健康干預措施，對照措施為社區干預措施，研究結果採用 SF-36 量表及老年健康狀況調查表描述，證據提出環境為養老服務中心，研究設計為個體干預試驗。

本研究採用城鄉分層隨機抽樣的方法，城市社區樣本在成都市選取，農村社區樣本在南充市選取，對於市以街道社區養老服務中心為研究點，對於農村以鄉鎮民營養老站為研究點。根據隨機化原則，最終選取成都市金牛區九里堤街道北路社區養老服務中心、南充國際愛老療養院作為本次現場研究點。再根據隨機對照的原則，在城市和農村社區研究點分別選取干預組和對照組，在城市街道隨機抽取了 300 名老年人為干預組，300 名老年人為對照組。在農村鄉鎮亦隨機抽取 300 名老年人為干預組，300 名老年人為對照組。研究時間持續 6 個月，從 2013 年 10 月至 2014 年 3 月。

研究現場基本情況如下：

1. 成都市金牛區九里堤街道北路社區養老服務中心

成都市金牛區九里堤街道北路社區養老服務中心位於四川省成都市區西北方向，金牛區境內，九里堤路及附近片區，即九里堤社區內。現在的九里堤是成都城區西北部的一個大片區，包括交大路、九里堤路等主要干線，圍繞西南交通大學形成了一個人口稠密的社區，轄區面積 3.1 平方千米，以府河東側、二環路、交大路、金府路為界。轄區戶籍人口約 10 萬人。

成都市金牛區九里堤街道北路社區養老服務中心是回應金牛區在國民經濟和社會發展第十二個五年規劃中「加大對養老事業基礎設施建設的投入，鼓勵和支持社會力量興建養老服務設施建設」的要求而建立的，是由社會力量興辦、政府資助的社區養老服務機構，計劃床位 100 余張，並保證經營 5 年以上。政府按每個床位 3 萬元的標準給予一次性開辦補助，並落實其他優惠政策，積極協調稅務、電力等部門，對該區新辦的社區養老服務機構在稅收和水、電、氣及光纖配套上給予與公辦養老機構同等的優惠政策，並降低養老服務機構登記門檻。該機構是典型的城市社區養老服務機構，其地理位置如

圖5.1所示：

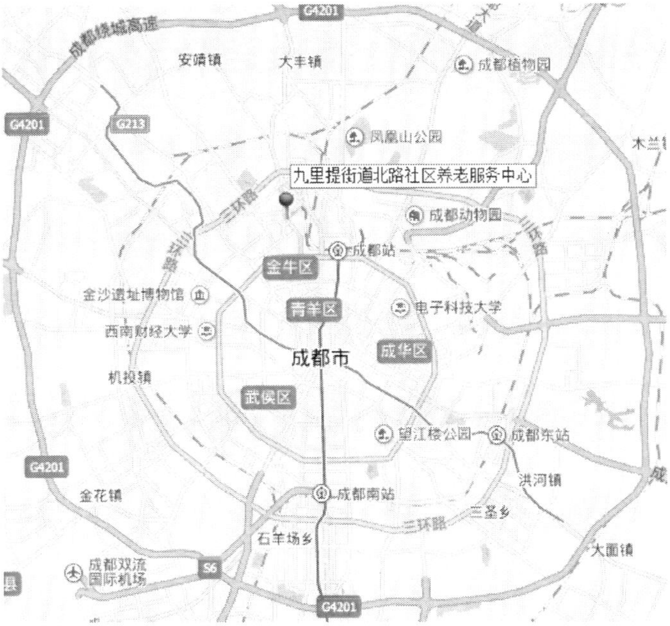

圖5.1　成都市金牛區九里堤街道北路社區養老服務中心地圖

2. 南充市蘆溪愛老養老服務站

南充這座有著2,200年悠久歷史的文化名城，被譽為嘉陵江畔的一顆璀璨明珠，也是聞名遐邇的絲綢之都、久負盛名的水果之鄉。愛老療養院位於四川省南充市順慶區蘆溪鎮，距南充市區僅20分鐘車程，面積24.2平方千米，耕地面積13,298畝（1畝=666.67平方米。下同），轄13個村，總人口約2萬人。

愛老療養院占地300多畝，床位1,000餘張，屬於老年社區公寓+醫院+公園+社區+遊樂場的養老模式。與南充市第三人民醫院合作，配備急救車輛3臺，提供老年大學、高爾夫推杆場、門球、羽毛球、乒乓球、棋牌室、卡拉OK廳、舞廳、健康講座、老年旅遊、老年婚介、老年各種愛好協會、餐廳、超市、老年藝術作品展覽、老年社區內部就業等一系列配套服務。公園內配有溫室航天育種示範農業，最新創意農業展示，滴灌農業，循環農業展示，農業傳統工藝體驗（如釀酒、豆腐、涼粉、碾米、篩選、水車、脫粒、石磨等加工工藝），特色花卉、航天蔬果種植，野兔、野雞工業化圈養，野兔、野雞弓箭狩獵，古代弓箭射擊，傳統丘陵農耕展覽（丘陵作物展、丘陵野生動物標本展、丘陵農具展等），引進國外花卉林果培植，兒童趣味拓展教育體驗，垂釣燒烤，健全人格形成，戶外拓展遊戲（如修正人性自卑、膽怯、自閉的集體

牆、攀岩等遊戲活動），土特產有機食品超市，土特產加工、野味餐廳，鄉村民宿酒店等特色經營項目。該機構是典型的農村社區養老服務機構，其地理位置如圖 5.2 所示：

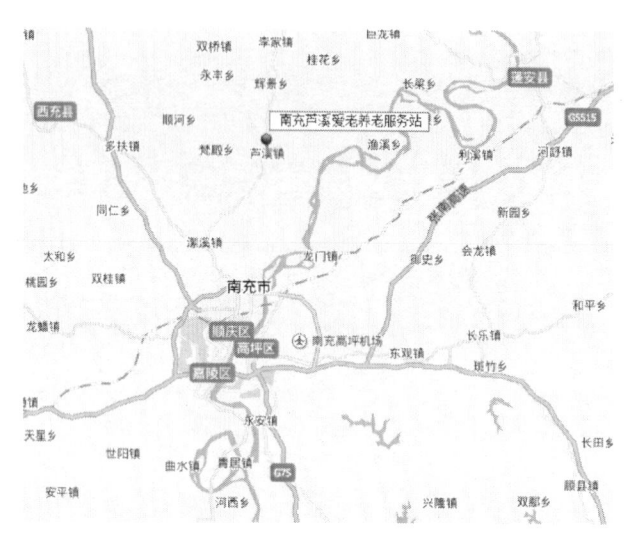

圖 5.2　南充蘆溪愛老養老服務站地圖

5.3.2　研究對象

對於城市，我們選取成都市金牛區九里堤街道北路社區養老服務中心的 600 名 60 周歲及以上老年人作為研究對象，排除居住地處於該區域邊緣地帶的，長期（至少 6 個月）不居住在當地社區的，以及患有認知障礙的，如弱智、精神病、老年痴呆等和研究期間住院的患者等無法表達自我意願完成問卷調查的老年人，共納入 531 名研究對象。對於農村，將抽取的南充國際愛老療養院的 600 名 60 周歲及以上老年人作為研究對象，排除長期（至少 6 個月）不居住在該村的，以及患有認知障礙的，如弱智、精神病、老年痴呆等和研究期間住院的患者等無法表達自我意願完成問卷調查的老年人，共納入 558 名研究對象。

5.3.3　調查內容

本研究問卷調查內容包括兩部分：個人基本情況調查表（基線調查表）和中文版 SF-36 量表。個人基本情況調查表主要包括：基本情況（姓名、年齡、性別、婚姻、民族、教育程度、經濟收入等）、行為生活方式（飲茶史、飲酒史、吸菸史、體育鍛煉、日常飲食習慣等）、社會活動（社會網路和社會

參與等）、心理行為（心情、情緒、性格、婚姻生活等）、醫療保障（醫療費用支出、醫療保險情況等）、患病情況（近期患病情況、慢性病情況等）。中文版 SF-36 健康量表最初源於 1988 年 Stewartse 教授研製的醫療結局研究量表，在此基礎上由美國波士頓 New England Medical Center 健康研究所根據大量實證研究證據開發而來，而后在 1991 年，由浙江大學醫學院社會醫學教研室翻譯並引入中國。它全面概括了生理、心理及社會等方面的內容，距今在國內相關研究領域得到廣泛應用。

5.3.4 基線調查結果

圖 5.3 是城市樣本選擇的流程圖。如圖所示，在城市，金牛區九里堤街道北路社區養老服務中心共有 542 名老人符合研究條件且同意配合完成調查，收回基線問卷調查共計 542 份，剔除胡亂填寫（答案一致）、無效和重複問卷 11 份，最終剩餘有效問卷 531 份，其中干預組 271 份、對照組 260 份，應答有效率為 88.5%。

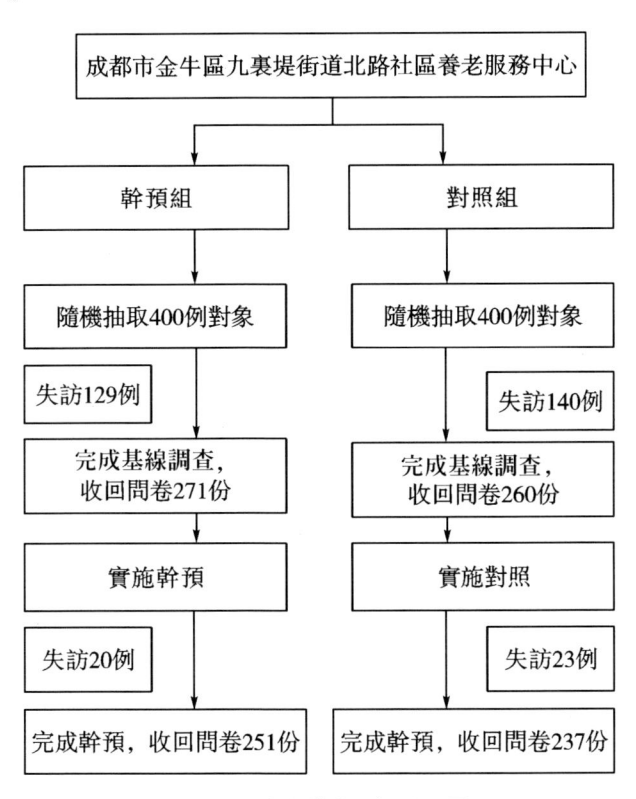

圖 5.3 城市樣本選擇流程圖

如圖 5.4 所示。在農村，南充國際愛老療養院共有 584 名老人符合條件且同意配合完成調查，收回基線問卷調查共計 564 份。剔除胡亂填寫（答案一致）、無效和重複問卷 6 份，最終剩餘有效問卷 558 份，其中干預組 296 份、對照組 262 份，應答有效率為 93%。城鄉兩地區一共回收有效基線問卷共計 1,089 份。

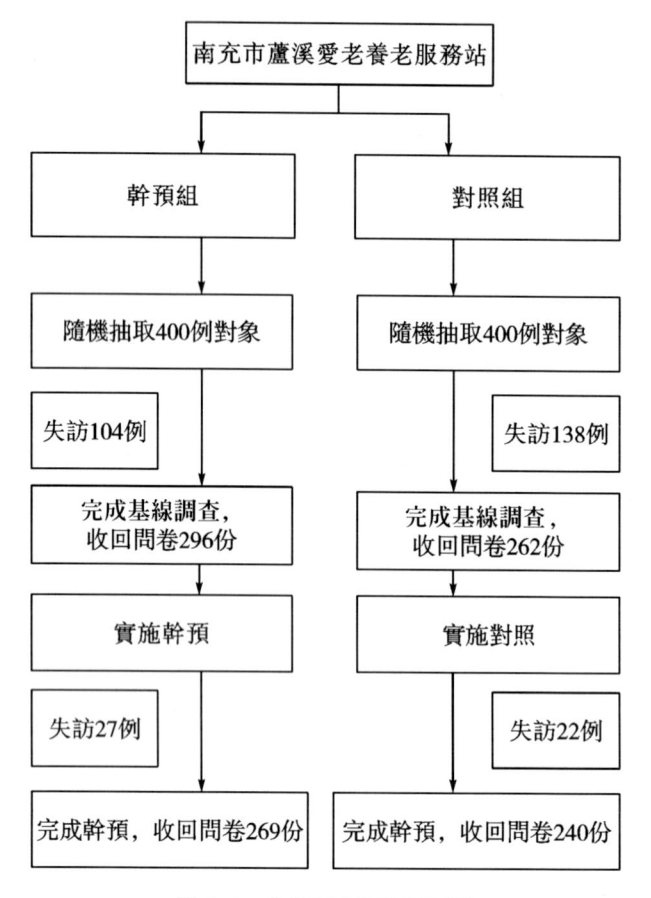

```
         南充市蘆溪愛老養老服務站
           ┌─────────┴─────────┐
         干預組              對照組
           │                   │
     隨機抽取400例對象    隨機抽取400例對象
           │                   │
        失訪104例            失訪138例
           │                   │
     完成基線調查，       完成基線調查，
     收回問卷296份       收回問卷262份
           │                   │
        實施干預            實施對照
           │                   │
        失訪27例            失訪22例
           │                   │
  完成干預，收回問卷269份  完成干預，收回問卷240份
```

圖 5.4　農村樣本選擇流程圖

5.4　健康干預的實施

根據第三章的論述，健康干預的內容包括政策干預、醫學干預、心理干預、運動干預、健康教育干預。本實證研究的對照措施和干預措施分別涉及政

策干預、健康教育干預、運動干預和醫學干預、心理干預、運動干預和健康教育干預。在實施層面上，對照措施以社區為單位、以團體為對象實施干預。在對照措施的基礎上，以個體為單位再實施干預。

5.4.1 對照措施

依據前章論述的健康行為改變理論，社區健康干預可以劃分為個體干預和群體干預兩個層面。在社區干預這個層面，一方面考慮到四川省老齡委和各級地方政府已經建立且運轉有序的社區干預網路，如社區老年福利服務星光計劃和社區老年大學等，干預內容大同小異，另一方面社區團體很少能做到根據社區的具體情況和老人的健康狀況進行「定制化」干預，地區差異性不強，因而同質性較高。因此，我們將已有的社區干預作為我們研究的對照措施。對照措施的具體實施方案和內容包括：

（1）城市社區健康干預：以老年大學和老年活動中心等為依託開展健康教育，主要採用多元化的途徑培訓健康知識，提高健康意識，例如在社區設立健康宣傳欄，開設合理營養和慢性病防治的講座，播放相關健康知識的網路視頻，組織老人開展戶外體育活動等。目的是倡導良好的行為生活方式，提高老人整體健康水平。

（2）農村社區健康干預：利用有線廣播、牆報進行宣傳，為村鎮老年服務站和老年活動中心等訂購一些健康方面的書籍、雜誌和報紙，並定期播放健康知識DVD等。目的是在當地老年人中傳播「什麼是健康的生活方式」這一基礎知識，培養健康生活意識，提升整體健康水平。

在研究期間，城鄉干預中的所有老年人都為城市（農村）社區健康干預方式所覆蓋，在此基礎上，我們在城鄉老人中的干預組開展了個體健康干預。

5.4.2 干預措施

個體健康干預是本次研究所採用的干預措施，它是指根據每個老人的實際健康問題制定具體的健康干預措施，從而緩解甚至改善個體的不良生活狀況，提升老人生活質量。然而開展個體健康干預，首先要掌握老人的具體健康問題和健康狀況。根據基線調查，通過定量研究收集目標老人在人口特徵、行為生活方式和疾病狀況等方面的基本信息，再結合訪談結果，對每一位目標老人的健康問題進行評估，最後制訂出針對性強的健康干預方案，並且保證在實施過程中嚴格執行。該干預方案主要包括三個方面的內容：①健康問題的確定；②健康行為的培養；③過程跟蹤。健康問題主要包括疾病和不健康行為，越是

對健康不利的行為越是被確定為嚴重性高。健康行為的培養實質上針對確定的健康問題，提出操作性強、步驟明確的糾正措施，一般來說預防措施有1~2級。過程跟蹤是指對干預執行的內容、形式和效果等情況進行記錄，以便於觀察改善效果和調整干預措施，過程中每個醫生或社工需要每月記錄至少1次干預措施的實施情況。個體健康干預的主要步驟和內容如下：

（1）確定主要健康問題。對於那些影響干預對象健康狀況的生活方式和疾病，首先確定哪些問題是可以有效干預改善且值得干預的，再根據其嚴重性根據對個體影響的大小進行高低排列。城鄉常見的主要健康問題有吸菸、飲酒、不合理飲食、缺乏鍛煉、不衛生習慣、高血壓、心腦血管病等。

（2）社區醫生或社工給干預對象發放健康行為培養計劃書，並告知如何按照計劃執行，然后共同商議和確定所處的行為改變階段並記錄執行情況。

（3）按照改造后的漸進式改變理論實施改善計劃，其過程分為四個階段：無目的階段，即指未來半年內沒有改變行為的意圖、準備或行動的時間段；準備階段，是指有計劃並在一月內有所行動的時間段；改變階段，是指在過去的六個月內已經做出了改變行為的時間段；維持階段，是指行為改變后維持了至少六個月以上的時間段。

（4）將跟蹤記錄和基線調查結果整合在一起。基線結果包括姓名、性別、年齡、病史情況以及行為生活方式等。

（5）社區醫生或社工每月至少訪談或家訪一次，時間在半小時左右，家訪目的是促進溝通，掌握干預對象的行為改變情況，及時提供支持和必要幫助；對於不同階段的老人，社區醫生或社工使用對應的激勵技巧，包括鼓勵、強化、消除、認知強化和刺激控制等，以鞏固行為改善效果；執行人員為此必須接受專業的培訓以掌握相關的技巧和知識。期間有效信息需要進行跟蹤記錄。

（6）以上執行人員每月定期在社區服務中心舉行健康干預工作經驗交流會。由每位執行人員匯報本月執行情況，研究人員及其他與會人員給予必要的理論指導和技術支持。

5.4.3　干預措施執行人及開展過程

在城市社區中，個體健康干預的實施者是社區衛生服務站的醫生或社區中心的社工。每個實施者要負責大約300個干預對象，負擔很沉重。在實際干預過程中，該干預採用預約門診、電話訪談和入戶走訪相結合的個性化干預方式，其中以當地老人到服務中心預約門診的方式為主；對於身體較弱、行動不

便的老人，則更多採取居委會事先通知、上門入戶的個性化干預方式。電話干預主要針對那些無法進行面對面溝通的老人，干預時間為5分鐘以上。

在農村社區，每個村由當地衛生服務中心配置的負責村醫在當地實施干預。村醫一般由該地區本地人擔任，他們熟悉當地環境，與村民有密切的社會關係且能說當地方言，在專業社工缺乏的情況下是干預實施的不二人選。每個實施者負責大約150個干預對象，在干預實施期間，每月至少進行一次家訪，以瞭解干預對象的改善情況，並對實施效果進行跟蹤記錄。該類干預的主要形式為家訪式干預，由於村醫本來就有每年既定次數的家訪任務，所以我們的個性化干預並不會對他們形成太多額外負擔，再加上一定的經濟補償，工作開展非常順利。

5.4.4 基線數據收集和評價指標

在進行第一次干預時，實施者會告知干預對象本次研究的目的，爭取其對研究的支持，並口頭承諾或簽署知情同意書。問卷的主要內容包括：人口學特徵——姓名、性別、年齡、年收入（8,000元以上或以下）、受教育年數和居住情況；行為生活方式——吸菸、飲酒、飲食習慣、體育鍛煉等；病史；中文版SF-36生命質量問卷。

許多研究表明行為生活方式的改變是影響健康的一個非常重要的結局指標，同時也是影響生命質量的一個潛在指標。[1] 因此在結局評價的問卷中，我們將行為生活方式的改變視作一個重要變量納入。根據以往研究結論和基線數據的情況，本研究重點關注一些行為的改變：吸菸、飲酒、飲食（蔬菜、水果和高鹽食物、腌製品的攝入）等。在吸菸方面，平均每天吸一支及以上且持續一年以上者被定義為「是」；在飲酒方面，平均每天飲酒一次及以上且持續三個月者被定義為「是」；在食用新鮮蔬菜和水果方面，平均每天食用一次及以上且連續三個月以上者被定義為「是」；在食用腌製品方面，平均每天食用一次及以上且連續三個月以上者被定義為「是」；在高鹽飲食方面分為三個等級——平均每天攝入超過（含）20克者被定義為「高鹽」，平均每天攝入超過（含）12克但不到20克者被定義為「中鹽」，平均每天攝入低於（含）12克者被定義為「低鹽」。在體育鍛煉方面，平均每週以鍛煉身體為目的（不包括體力活、農活等日常勞動）的活動至少兩次且持續三個月以上者被定義

---

[1] KARAEABEY K. Effect of regular exercise on health and disease [J]. NEL, 2005, 26 (5): 617-623.

為「是」。

5.4.5 干預數據收集及評價

干預數據收集方法與基線調查一致，均採用問卷方法，使用 SF-36 表，調查持續一個月。干預實施前，第一次數據收集共回收問卷 1,089 份。其中城市組共 531 份（干預組 271 份、對照組 260 份），農村組共 558 份（干預組 296 份、對照組 262 份）。干預實施后，第二次數據收集共回收問卷 997 份。其中城市組共 488 份（干預組 251 份、對照組 237 份），失訪率為 8.1%；農村組共 509 份（干預組 269 份、對照組 240 份），失訪率為 8.8%。

形成性評價是在計劃執行早期對計劃內容作出的評價，形成性評價的目的是瞭解干預對象的基本情況，從而為制訂干預計劃、步驟和方法提供科學依據。① 個體健康干預的形成性評價來源於兩個方面：①國家和地方的相關政策、法規、文件和資料，如中共中央《中華人民共和國老年人權益保障法》、國務院《關於加強老齡工作的決定》、國務院辦公廳《關於政府向社會力量購買服務的指導意見》、民政部《關於推進養老服務評估工作的指導意見》等；②在基線調查中，通過問卷調查方式掌握每個研究對象的人口學特徵、行為生活方式、病史等基本健康情況，再通過焦點組訪談瞭解社區主要健康問題、當地老年人群的行為生活方式以及社區可利用的衛生資源等信息。

過程評價是計劃干預實施過程中對各項工作活動的開展情況進行有效評估，以確保各環節能夠按照計劃程序進行。應用過程評價的目的是監測干預實施過程中的各個環節，發現既定方案的執行困難和不足，及時調整難以實施和不合理的部分，以保證干預的順利落實。本研究的過程評價主要採用了以下幾個指標：①對象人群的參與率——參加基線調查的對象中有可能參與干預的比率（失訪的原因主要有遷出和死亡）；②干預措施的覆蓋率——參與人群中至少已接受一次健康干預的人口比例；③個性化干預的實施率——參與人群中已完成健康行為培養的比率。

效果評價是評估干預措施對干預對象健康狀況形成相關影響的變化效果，評價的內容是干預對象態度、知識和行為的改變，從時間上分為短期效果評價和中期效果評價，前者著重考察干預對象人群中態度、知識和行為的改變比例，后者主要考察行為的改變程度。其評價指標主要包括：①干預前后行為生活方式的改變，比如吸菸、飲酒、體育鍛煉和飲食習慣等情況；②漸進式改變

---

① 楊廷忠，鄭建中. 健康教育理論與方法 [M]. 杭州：浙江大學出版社，2004.

理論下五個階段中對象人群不同的改變情況。

結局評價，又稱為遠期效果評價，主要用於評價干預結果是否達成了最終的干預目標，以及干預措施導致目標人群健康狀況乃至生活質量的整體變化情況。本研究運用SF-36表來測量生命質量，為個性化干預措施形成最終的結局評價。

5.4.6 統計分析

SF-36表各維度的評分是本研究的重要結局變量之一。根據不同的回答其分值範圍為0~100。這些分值必要的時候可以被反向賦值，使得較高的生命質量能夠通過較高分值反應出來。[①] 本研究採用的是隨機抽樣方法，統計過程中，用T檢驗或方差分析檢驗連續變量的顯著性，用卡方檢驗驗證分類變量的顯著性，用均數標準差表示對應連續變量，用相對數來描述分類變量。比例優勢模型（等級Logistic迴歸）是二分變量Logistic迴歸方法的一種擴展模型。通常在處理多分類有序因變量時採用該模型，且通過該模型獲取的變量的分類水平之間存在等級差異。本研究將干預類型作為自變量納入方程，將行為生活方式的改變作為因變量納入方程，其中「0」表示「增加」，「1」表示「無變化」，「2」表示「減少」，在不考慮其他潛在因素的情況下，計算干預組相對於對照組的相對危險度（RR）。在以上模型的基礎上，再運用多元等級Logistic模型將人口學特徵變量和病史狀況等因素也納入方程，計算干預組和對照組分別在行為生活方式改變上的相對危險度（RR）。在所採用的多元線性迴歸模型中，方程的自變量為干預類型、人口學特徵、行為生活方式和病史等，據此分析在控制了各種其他因素后干預措施對各維度評分的影響；而方程的因變量為配對后的每個維度的改變量值，即結局分值減去基線分值的差。在共線性診斷方面，採用容忍度和方差膨脹因子進行剔除識別，剔除的標準是其容忍度小於0.1，也就是對應於方差膨脹因子大於10。代入實際調研數據后發現，研究中不存在共線性問題，模型方程中所有的容忍度值均大於0.692。統計分析使用SPSS16軟件，將$P<0.05$作為有統計學顯著性意義的判斷標準。

[①] WARE J E, SNOW K K, KOSINSKI M. SF-36 health survey-manual and interpretation guide. [M]. Boston: The Health Institute, 1993.

5.5 結果

5.5.1 城鄉老年人群人口社會學特徵

如表 5.1 所示,在性別比例方面,城市樣本 488 人,其中男性占 47.3%,即 231 人,女性占 52.7%,即 257 人。農村樣本 509 人,其中男性占 46.8%,即 238 人,女性占 53.2%,即 271 人。在年齡特徵方面,城市受調查老人平均年齡為 69.1 歲,農村受調查老人平均年齡為 65.3 歲,城市樣本偏高。在婚姻狀態方面,城市單身老人(未婚、離異和喪偶)23 人,農村單身老人 57 人,農村未婚、離異和喪偶的老人遠高於城市老人。在文化程度方面,城市文盲老人 41 人,農村文盲老人 171 人,城市老人文化程度明顯高於農村老人。在生活方式方面,城市獨居老人 62 人,農村獨居老人 82 人,農村老人的獨居比例較高。年收入(低於 8,000 元)方面,城市低收入老人 7 人,農村低收入老人 172 人,農村低收入老人的數量明顯較多。以上人口社會學特徵的城鄉差異,除了單身、文盲和年收入三方面以外,均無統計學顯著差異。在行為生活習慣方面,農村老人在吸菸、飲酒、高鹽和腌製品攝入方面明顯高於城市老人,在慢性病數量和體育鍛煉方面反之,其中飲酒、腌製品攝入和體育鍛煉方面存在統計學的顯著差異。在 SF-36 各維度上,生命活力、軀體所致功能限制和情感所致功能限制三個方面農村老人得分遠遠低於城市老人,且存在統計學的顯著差異。

表 5.1　城鄉干預組和對照組老年人基線表及 SF-36 表

項目	城市 干預組 (251)	城市 對照組 (237)	城市 組間 P 值	農村 干預組 (269)	農村 對照組 (240)	農村 組間 P 值	城鄉 P 值
基線表							
女性人數	131	126	0.981	146	125	0.735	0.823
平均年齡	68.5	69.7	0.057	66.7	63.7	0.363	0.673
單身人數	8	15	0.193	34	23	0.073	<0.001
漢族人數	232	238	0.431	201	214	0.346	0.651
文盲人數	19	22	0.473	74	97	0.522	<0.001
獨居人數	29	33	0.235	46	36	0.074	0.055

表5.1(續)

項目	城市 干預組(251)	城市 對照組(237)	組間 P 值	農村 干預組(269)	農村 對照組(240)	組間 P 值	城鄉 P 值
低年收入	3	4	0.872	83	89	0.774	<0.001
慢性病數量	2.4	2.6	0.673	2.5	1.7	0.864	0.712
行為生活習慣							
蔬菜攝入	162	154	0.852	148	152	0.541	0.631
水果攝入	157	139	0.942	144	139	0.226	0.343
高鹽攝入	43	47	0.235	67	52	0.245	0.326
腌製品攝入	85	72	0.852	123	156	0.642	<0.001
飲酒	49	81	0.623	98	105	0.634	<0.001
吸菸	32	56	0.412	66	72	0.531	0.631
體育鍛煉	87	92	0.513	15	32	0.743	<0.001
SF-36							
軀體功能	72.3±20.5	78.3±21.8	<0.001	70.6±22.9	73.6±24.8	0.872	0.092
軀體所致功能限制	81.3±35.6	79.5±34.1	0.185	47.3±44.1	49.2±50.2	0.673	<0.001
軀體疼痛	88.9±15.3	85.1±20.5	<0.001	85.4±18.1	79.4±22.3	<0.001	0.097
總體健康	52.1±16.9	57.9±19.7	<0.001	56.7±22.1	52.7±20.4	<0.001	0.673
生命活力	81.2±12.7	82.4±14.8	0.123	69.2±16.2	65.2±13.7	<0.001	<0.001
社交功能	88.1±14.2	86.3±17.8	0.206	81.4±18.8	76.3±22.6	<0.001	0.073
情感所致功能限制	91.2±27.3	80.4±34.6	<0.001	53.6±46.9	51.7±47.3	0.117	<0.001
心理健康	78.6±13.1	77.4±14	0.872	68.1±13.8	65.1±11.6	<0.001	0.202
生理功能	75.8±19.4	74.9±20.3	0.673	76.8±22.7	74.0±23.4	0.214	0.173
心理功能	83.7±16.9	76.3±15.6	<0.001	79.2±12.4	73.4±13.7	<0.001	0.087

5.5.2 組間老年人群人口社會學特徵

在組間差異方面，城市的干預組與對照組在性別、民族、年齡、受教育年限、體育鍛煉等方面不存在統計學顯著差異，其中城市單身老年人人數為 8 和 15（P<0.001）；行為生活習慣方面，城市干預組與對照組攝入腌製品的老年人人數為 85 和 72（P<0.001），城市干預組與對照組飲酒的老年人人數為 49 和 81（P<0.001）。吸菸的老年人人數為 32 和 56（P<0.001）。在城市 SF-36 各維度上，軀體所致功能限制、軀體疼痛、社交功能、情感所致功能限制、心理健康維度干預組高於對照組，軀體功能和總體健康維度則相反。

在農村方面，干預組與對照組在民族、性別、年齡、吸菸、飲酒、年收入等因素上沒有表現出統計學顯著性差異。然而相對於城市，農村人口的受教育年限普遍較低，干預組與對照組未受過教育即文盲的老年人人數分別為 74 和 97（P<0.001）。在飲食習慣方面，農村樣本比城市樣本高出許多，農村干預組與對照組攝入腌製品的老年人人數分別為 123 和 156（P<0.001）。農村干預組與對照組的高鹽飲食老年人人數分別為 67 和 52（P<0.001），其他無統計學意義。另外，可能是由於平日農活等體力勞動較多的原因，農村老年人普遍很少主動參加體育鍛煉，其干預組與對照組的比例分別為 15 和 32（P<0.001）。在農村 SF-36 各維度的評分上，除軀體功能維度干預組低於對照組，軀體所致功能限制和情感所致功能限制維度沒有統計學意義外，在生命活力、生理功能、心理健康、社交功能、心理功能和總體健康等維度上干預組評分普遍高於對照組。

5.5.3 干預前后各階段城鄉老人行為生活習慣改變情況

首先針對目標老年人，開展為期 6 個月的個性化漸進式干預，以降低低蔬菜和水果攝入、高鹽和腌製品攝入、常吸菸飲酒、缺乏體育鍛煉的老年人（農村組老年人由於經常參加務農等體力勞動，因此該項不納入評測）比例。經過前后對比，發現通過干預，處於「無目的階段」和「準備階段」的老年人（即沒有發生行為改變的）比例普遍下降，處於「改變階段」和「維持階段」的老年人（即發生了行為改變的）比例普遍上升。城市干預組老年人在吸菸、高鹽食物和腌製品攝入方面比例變化不大，農村干預組老年人在飲酒方面比例變化不大。

表 5.2 羅列出了目標老人在干預前后的行為改變狀態的變化情況。研究發現，相對於城市老人，農村老人在各個方面均表現出較顯著的改善效果。在高

鹽食物限制方面，個體健康干預對農村老年人的攝入習慣具有非常顯著的改善，OR值為5.02（見表5.3）。在農村地區，高強度的農活等體力勞動致使易出汗，客觀上導致了對食鹽的需求；而且流傳下來「不吃鹽沒力氣」等傳統說法，使得農村老人意識裡並沒有食用高鹽分會有礙健康的理念，所以農村老人高鹽飲食習慣較為普遍。但實際上，伴隨他們年齡的增加，體力活動逐漸減少，身體已經不需要也消化不了那麼多鹽分，然而他們卻保存了高比例攝入食鹽的習慣，因此會導致高血壓等慢性病的發作。在干預過程中，除了普及健康知識、告知高鹽有害健康之外，醫師還專門給出了食鹽攝入量，比如每天不能超過6克，也就是每人每月不能食用超過200克裝的一包鹽。採用這樣通俗易懂、簡單明瞭的方法使得干預非常容易實施且效果顯著。同樣，在蔬菜和水果攝入方面，農村老人也表現出顯著的改善效果。特別在「改變階段」和「維持階段」中，農村老人蔬菜和水果攝入以及高比例食鹽行為呈現出同樣的改善效果。相比之下，同樣是飲食習慣方面的問題，腌製品的攝入行為改善效果卻不盡如人意。雖然電冰箱等儲存工具在農村已經相當普及了，但是老人腌鹹菜的習慣卻依舊不改，依舊習慣於食用腌製品，特別是腌製蔬菜。在歷史研究中，以漸進式改變理論為指導的個體健康干預對降低吸菸率具有顯著改善效果。[1] 但在本研究中，發現在「改變階段」和「維持階段」能夠保持改善效果的比例較低。根據健康信心理論，形成這一現象的原因應該是隨著年齡的增加，老人對戒菸所產生的收益認知能力下降。[2] 換句話說，就是老年人主觀上意識不到吸菸的危害，或是認為戒菸對於他們不長的壽命而言，收益率太低，沒有必要，所以導致行為改變意識不夠強烈。在飲酒方面，干預前後老人行為的改變並沒有表現出統計學意義。雖然在干預結束後，有近三分之一的人表示願意在半年內戒酒，但其戒除效果對老人健康卻沒有太大意義。實地調查發現，這一方面是因為當地農村老人飲用的一般是啤酒和黃酒，度數低且每次飲用量不大。另一方面，適度的飲酒可以促進睡眠，有利於健康。另外，參與本次研究的農村老年樣本33.8%的年收入低於8,000元人民幣，且文盲比例高達33.6%。中國農村老人普遍缺乏健康知識和相關意識，導致在「無目的階段」

---

[1] COLE T K. Smoking cessation in the hospitalized patient using the trans-theoretical model of behavior change [J]. Heart Lung, 2001, 30 (2): 148-158.

[2] HONDA K. Psychosocial correlates of smoking cessation among elderly ever-smokers in the United States [J]. Addictive Behaviors, 2005, 30 (2): 375-381.

的所有行為習慣比例都比西方類似研究要差一些①，特別是在農村地區。然而，在干預結束之後，所有行為生活方式停留在「無目的階段」的比例下降明顯。這從高到低的比例變化說明我們的個體健康干預對農村老年人群卓有成效。另外還可以看出，對於改善農村老人的行為生活方式而言，把著力點放在「無目的階段」，干預效果會優於放在其他階段。

表 5.2　漸進式干預措施對城鄉目標老年人群健康行為改變的情況　　單位:%

行為改變		干預前（第1月）				干預後（第6月）			
		無目的階段	準備階段	改變階段	維持階段	維持階段	維持階段	維持階段	維持階段
農村干預組老年人行為改變情況	低蔬菜攝入	54	20	14	12	22	30	29	19
	低水果攝入	48	18	21	13	17	31	32	20
	高鹽攝入	51	21	19	9	26	21	34	19
	高腌製品攝入	66	13	13	18	35	24	24	17
	常飲酒	43	16	22	19	26	23	33	18
	常吸菸	39	13	26	22	24	21	31	24
城市干預組老年人行為改變情況	低蔬菜攝入	42	20	19	19	33	20	24	23
	低水果攝入	37	17	32	14	25	24	34	17
	高鹽攝入	46	26	14	14	37	36	15	12
	高腌製品攝入	24	31	24	21	17	36	29	18
	常飲酒	37	22	23	18	31	28	24	17
	常吸菸	34	19	21	26	29	26	24	21
	體育鍛煉	33	26	23	18	23	28	23	26

5.5.4　干預前后城鄉老人行為生活習慣及 SF-36 量表各維度評分變化

在干預過程中，利用干預過程評價密切監控計劃的實施情況以保證干預效果。評價內容有：對象人群的參與率、干預措施的覆蓋率、個性化干預的實施率等。對象人群的參與率指參加基線調查的對象中有可能參與干預的比率，在實際調研過程中，受訪者可能因為遷移或死亡等原因，以致中途終止參與，形成失訪。而在干預措施的覆蓋率方面，本研究力求做到對參與人員至少實施一次干預，以提高干預措施的覆蓋率。另外，在個性化干預的實施方面，由於目

---

① WEWERS M E, STILLMAN F A, HARTMAN A M, et al. Distribution of daily smokers by stage of change: Current population survey results [J]. Preventive Medicine, 2003, 36 (6): 710-720.

標對象的不配合或其他潛在因素的原因，干預執行者會通過回訪和制訂計劃等方式，提高干預有效實施的概率。

表5.3羅列了干預前後城鄉老人行為生活習慣的變化。跟預期相比，干預組與對照組的改變結果在城市組完全相反。除了飲酒和體育鍛煉這兩個在干預前後被發現沒有統計學意義以外，新鮮水果和蔬菜的攝入行為干預組比對照組減少（$P<0.001$），同時吸菸、高鹽食物和腌製品攝入行為，在干預實施後反而也增加了（$P<0.01$）。而在農村社區情況則完全不同，干預效果與預期的改變基本一致。除了飲酒以外，吸菸，高鹽食物和腌製品的攝入等行為均在干預實施前後有顯著下降（$P<0.001$），而新鮮果蔬的攝入等行為相對增加（$P<0.01$）。

表5.3　　　　　　　　干預前後行為生活習慣變化表

行為生活習慣	城市			農村		
	B（RSE）	OR（95%CI）	P值	B（RSE）	OR（95%CI）	P值
蔬菜攝入	0.56（0.11）	1.78（1.61, 2.03）	<0.001	-0.66（0.12）	0.55（0.36, 0.85）	<0.01
水果攝入	0.73（0.08）	2.33（1.89, 2.64）	<0.001	-0.61（0.17）	0.63（0.48, 0.92）	<0.01
高鹽攝入	-0.36（0.12）	0.73（0.57, 0.92）	<0.01	1.66（0.20）	5.02（4.21, 6.53）	<0.01
腌製品攝入	-1.10（0.15）	0.32（0.27, 0.36）	<0.001	0.78（0.13）	1.95（1.36, 2.77）	<0.001
飲酒	-0.29（0.22）	0.89（0.62, 1.38）	0.541	0.32（0.27）	1.38（0.88, 1.76）	0.422
吸菸	-0.71（0.31）	0.47（0.31, 0.76）	<0.01	1.17（0.24）	3.54（2.23, 4.85）	<0.001
體育鍛煉	-0.04（0.10）	1.01（0.84, 1.18）	0.301	N/A	N/A	N/A

註：B＝迴歸系數，RSE＝穩健標準誤差，OR＝比值比，95%CI＝置信區間

如表5.4所示，跟預期相比，城市老人干預前後的SF-36量表多數維度評分變化相對於預期值剛好相反。除了心理健康維度（且無統計學意義）以及社交功能和生理功能維度表現出改善外，其他所有維度迴歸Beta值均為負，即干預前相對干預後沒有改善，甚至出現變差（$P<0.001$）。其中軀體所致功能限制和情感所致限制變化最明顯。而在農村干預前後的SF-36量表各維度迴歸變化相對於預期值卻基本一致，但多數維度不具備統計學意義，比如軀體功能、總體健康、生命活力、社交功能、生理功能，其中除了生命活力維度的

迴歸 Beta 值為負外，其他維度均顯著提高，與城市老人相同的是，其軀體所致功能限制和情感所致限制改善效果最明顯。

表 5.4　　城鄉干預組干預前後 SF-36 量表各維度迴歸變化表

SF-36	城市干預組 Beta 值	城市干預組 P 值	農村干預組 Beta 值	農村干預組 P 值
軀體功能	-0.021	<0.001	0.026	0.307
軀體所致功能限制	-0.415	<0.001	0.352	<0.001
軀體疼痛	-0.217	<0.001	0.126	<0.05
總體健康	-0.041	<0.001	0.263	0.072
生命活力	-0.326	<0.001	-0.185	0.124
社交功能	0.471	<0.001	0.454	0.219
情感所致功能限制	-0.614	<0.001	0.226	<0.001
心理健康	0.211	0.031	0.147	<0.05
生理功能	0.256	<0.001	0.102	0.110
心理功能	-0.268	<0.001	0.131	<0.001

5.6　討論

本研究參考系統評價結論及實地調研數據，評估了個體健康干預對四川省老年人口行為改變及生命質量的影響。結果表明，除了社交功能和心理健康、生理功能外，城鄉老人的干預效果大相徑庭，對城市老年人群實施個體健康干預後沒有取得預期效果，反而是對照組人群的行為生活方式有較為顯著的改善，而且他們的生命質量評分也相對於干預組顯著提升。不過農村老年人群的干預效果與預期基本一致，實施干預後干預組相對於對照組，健康有害行為顯著減少，同時健康有益行為明顯增加。另外，對於農村老年人群而言，個體健康干預能顯著提高其生命質量，特別是心理健康。

本實證研究表明，本次的個體健康干預在城市老年人群中的效果並不理想，其失敗原因主要可以歸結為以下幾點：①城市老人平日裡接觸過較多類似活動，對於這類健康干預活動不感興趣，導致參與積極性不強；②城市老人健康意識普遍較強，都有自己的保養方式，且替代選擇很多，導致參與後實施進度普遍不高；③城市社區責任醫生或社工的工作承載力過大、任務過重，平均

每人需要負責 300 人左右的干預實施，導致執行力度不夠；④城市社區責任醫生或社工的收入較為可觀，實施干預的經濟補償對他們吸引力不大，導致主觀能動性不強，造成電話干預實踐短、入戶干預率低等。

在農村社區，以漸進式改變理論為指導的個體健康干預呈現出顯著效果，農村老年人群在該干預下普遍呈現出有益行為生活方式增加、有害行為生活方式減少的趨勢，而促成這一系列效果的原因主要有以下幾點：①農村老人是中國社會公認的弱勢群體，隨著社會經濟的不斷發展，願意去關心他們的實際生活、改善他們生活的人越來越多，他們對於外來助力的配合心態是城市老人所不具備的，這在很大程度上加強了其行為生活改變的原動力。②相對於城市老年人群，農村老人的平均受教育水平不高，健康知識和有益行為生活方式較為匱乏，沒有城市老人那樣豐富的文化生活，因此他們對這方面的需求程度更高、對個體健康干預更為敏感，當獲取相關行為生活方式和健康相關知識以後，更可能積極運用於自身實踐，更可能改變自己的有害行為，培養良好的生活習慣。③漸進式改變理論本身具有較強的實踐基礎，在學術界得到普遍認可，在國際上被廣泛運用，雖然該理論也存在一些缺陷，但其對行為改變的效力還是不容忽視的。④參與干預實施的農村社區醫師都受過規範、具體的培訓，他們瞭解個體健康干預的操作程序，有利於提高整體干預質量，更確保了整個干預實施過程的科學性和可靠性。另外，個體健康干預的實施對他們來說是舉手之勞的事，可以在日常入戶走訪時順便實施，並沒有太多額外負擔，而且能夠得到經濟補償，所以主觀能動性較強，實施力度有保障。

5.7 小結

Blank 等[1]認為生命質量與相關行為方式的改變可能是通過社會資本的增加和社區健康整體水平的提高兩方面造成的。國外的同類研究發現，個體健康干預不但可以改善老人的行為生活方式，而且能夠提升其生命質量，特別是在心理健康方面。[2] 這點與本研究結論不謀而合，在干預過程中老人獲得了針對性幫助與心理慰藉，而其生命質量的提高與個體健康干預所蘊含的一對一人文

---

[1] BLANK L, GRIMSLEY M, GOYDER E, et al. Community-based life style interventions: changing behavior and improving health [J]. J Public Health, 2007, 29 (3): 236-245.

[2] COUNSELL S R, CALLAHAN C M, CLARK D O, et al. Geriatric care management for low-income seniors a randomized controlled trial [J]. JAMA, 2007, 298 (22): 2623-2633.

關懷密不可分。雖然本次干預研究只持續了 6 個月，而生命質量與相關行為方式的改善能否持續還有待進一步觀察。

另外，本研究的樣本量較大且為隨機隊列，觀察測量實踐前後共計 6 個月。採用配對設計的方法將每個研究對象干預前後的差值作為變量，用於分析生命質量 SF-36 量表評分，這大大降低了偏倚，提高了研究的精確性，更科學地分析了干預對生命質量的影響。在干預的實施層面，通過漸進式改變理論制定了不同階段的干預目標，並由熟悉當地環境的負責醫師和社工負責具體實施，使得整個個性化干預模式具有很強的科學性和可行性。特別在農村社區，干預的主力軍是當地的村醫，他們不但接受過專業化訓練、熟悉操作過程，而且與自身工作任務合理搭配，積極性高，因此農村社區的個體健康干預模式具有很強的代表性，值得有效推廣，這對改善農村老年人群行為生活方式、提升生命質量具有現實意義。另外，雖然我們採用的是隨機對照試驗，但實際操作過程中組間盲法確實很難保障，也就是說，干預組的參與者很可能與對照組的參與者有直接或間接的聯繫，而且伴隨著干預時間的增加，他們之間互通消息的概率更被加大，所以不能完全屏蔽組間的相互聯繫，從而產生偏倚。此外，由於試驗條件的限制，並沒有採用完全隨機抽樣方法，而是運用定點隨機方法對定點地區的參與者實行抽樣，這樣一來參與者可能會存在地域特徵的習慣或行為生活方式，這種相互間的聯繫使得以每個獨立個體為研究對象的方法產生偏倚。[①] 為了降低這種偏倚，在統計中我們採用穩健標準誤差來替代標準誤差的方法。在效果評價階段，我們沒有對行為生活方式的改變實施完全量化分析，而是採用「減少」「無改變」和「增加」的方式，等級化地表示干預效果，顯然這樣的表述只能體現出生活方式改變的趨勢，而不能充分體現行為程度。不過，大樣本量的數據使得本研究在多種因素方面都表現出顯著的統計學意義，所以實施個體健康干預對行為生活方式的改善趨勢是可以肯定的。

---

① CAMPBELL M K, GRIMSHAW J M. Cluster and randomized trials: time for improvement [J]. BMJ, 1998, 317 (7167): 1171-1172.

6 推進老年人口健康干預的機制和對策

所謂「治病不如防病」，採取有效的健康干預手段，使老年人群減少疾病痛苦，延緩身心衰老，促進健康老齡化，非常具有現實意義。正如所述，中國老年人口健康干預的水平相比歐美發達國家還有一定差距，也存在許許多多的問題，其原因之前也已論述，雖然這些觀點逐漸受到相關部門和政府的認同，但仍然有必要完善相關的制度和政策，加快專業人才培養和隊伍建設，系統地建立老年人口健康干預實踐與研究的產、學、研一條龍的協調機制。

循證實踐思想對於建立這一機制有著指導性的意義。一套完整的循證實踐研究流程從原始證據的生產，到系統評價，到證據推廣，到證據轉化，最後到證據執行，先後經歷五個步驟。而通過整合協調各部門力量，完成這五個步驟就是建立健全基於循證實踐方法的老年人口健康干預機制的必要條件。因此，破解這個問題對發展老年人口健康干預事業至關重要，需要政府、社區衛生服務中心、其他社會團體、學校及科研機構每一層級的干預實施機構的協同配合。

6.1 建立基於循證實踐方法的老年人口健康干預統籌協調機制

建立基於循證實踐方法的老年人口健康干預統籌協調機制，需要通過整合院校與科研機構力量以保障證據的開發與評價、發揮政府職能以確保證據的推廣和轉化、確立社區衛生服務中心職能以確保干預證據有效實施、團結社會力量獲取長期穩定的資金支持、立足於循證實踐理論五大步驟協同實施。

6.1.1 證據的提出與評價

在原始證據提出和評價方面,一般由學校或科研機構建立相應的人口健康行為干預實踐研究平臺,整合院校與科研機構力量,統一平臺,共同研發。中國的高校及科研機構可以效仿南加州大學 HAMOVITCH 人類服務研究中心和牛津大學人口健康行為干預循證研究中心的模式,以課題形式針對某一具體的老年人口健康問題,進行隨機對照試驗、可控試驗研究和單案例研究等案例研究。同時,將研究所獲取證據,按照系統評價標準,進行評價並存放在類似牛津大學 Cochrane 和南加州大學 Campbell 數據庫平臺,收羅大量循證實踐證據,並將其分類打分,並製作簡要操作說明或使用手冊,幫助研究的傳播,供其他部門參考和使用。這樣一來,實踐者可以根據自身偏好和周遭環境情況,採納所需證據。在證據實施以後,還應該建立相應的反饋傳導機制,不斷修正和發掘更新的證據信息,實現證據的本地化和普適性,最終使研究證據不斷更新,止於至善。

6.1.2 證據的推廣和轉化

進行證據推廣和轉化,涉及多學科、多領域的工作,政府作為一個擁有貫穿社會各部分、各領域的角色,責無旁貸地統籌協調,整合資源,建立協調各部門力量的老年人口健康干預推廣組織。目前中國類似的組織機構已在各地陸續設立,有些地區歸屬老齡委管轄,有些地區由當地衛生系統或民政系統牽頭統籌,因此沒必要重新設立一個新的部門或機構,而是需要在摸查清楚當地老年人口健康干預事業的性質、對象與涉及部門等情況下,確立一個總牽頭的部門,統籌協調、資源整合、鼓勵各界人士參與及完善機構系統,為老年人口健康干預事業的發展提供組織保障。

一種辦法是由老齡委牽頭。從老年人口健康干預事業的服務對象來看,其工作對象為老年人群,目標就是改善和提高老年人的健康和生命質量,因此,老齡部門擔任此項工作的牽頭部門理所應當。為了加強老齡服務工作,中國從中央到地方都成立了老齡委,歸口以老年人為對象開展的所有服務工作,成員單位包括體育、人事、衛生、財政、教委、文明辦等各個領域。特別在一、二線城市,老齡委作為一個議事協調機構,通常在各市民政局、各區縣、街道甚至某些居委會下設辦公室,應該說在城市區域老齡委的老齡工作體系是比較成熟的,其成員單位的考核評估體系也日漸成熟,因此,通過老齡委牽頭老年人口健康干預工作,不但能利用其議事協調的職責和成熟的工作機制,而且可以

有效協調和整合各部門力量，切實維護老年人的利益，為干預措施的有效落實提供組織保障。

另一種辦法是由衛生部門牽頭。從老年人口健康干預事業的工作性質來看，其目的主要是促進老年人健康，屬於公共衛生範疇，與相關衛生部門的交互特別多，比如社區慢性病防治工作。因此，從這點來講，由衛生部門牽頭建立組織機構是比較恰當的，也有利於干預措施發揮更大效用。同時，為了促使更多相關部門配合以及服務更多老年人，甚至可以學習「上海模式」，建立由衛生部門牽頭，由民政局、文化局和教育局等相關部門參與的健康促進委員會，以完善的組織機構整合多方資源，突破僅僅以患者為對象的服務理念，服務更廣大的老年人群。

6.1.3 證據的實踐

在證據的實踐方面，作為老年人健康保障的最基層單位的社區衛生服務中心是最適合的部門。因此健康干預工作也應該以社區衛生服務中心為基礎開展，構建老年人口健康干預服務體系，這不但可以有效推進老年人健康服務工作，而且也符合中國目前加強基層衛生工作的改革需要。六位一體的社區衛生服務中心平臺，其工作職能涉及保健、預防、康復、醫療、健康教育及計劃生育六個方面。由社區衛生服務中心具體實施基層健康，強化老年人健康保健、健康促進等，不但符合衛生經濟學原理，而且可以最大限度地動員社會資源實現健康促進策略。此外，社區衛生服務中心甚至可以為每一位老年人建立健康檔案，全面、系統地掌握老年人健康狀況，幫助社工和社區醫生掌握老年人基本社區疾患特徵、健康資料和家庭成員信息，以便為老年人提供科學規範的健康干預措施。此外，在干預實施完成以後，社區衛生服務中心還可以對老年人口健康干預的效果給予及時的客觀評測，讓干預計劃投資者對項目的效果心中有數，促進更多健康干預項目的發展。綜上，社區衛生服務中心作為社區健康功能的基本單元，以社區為落腳點，可以非常便利、有效和全方位地為老年人群提供連續和綜合的健康服務，因此，社區衛生服務中心理所應當成為老年人口健康干預的基本工作單元，確立服務中心職能，明確責任，落實任務。

6.1.4 資金保障

整個循證實踐的干預過程離不開充沛資金的保障。團結社會力量，共同參與，多元籌資，形成長期穩定的資金支持是建立老年人口健康干預統籌協調機制的必要條件。由於老年人口健康干預工作的目的和內容都屬於公共衛生服務

範疇，而社區衛生服務作為政府公共服務的核心職能，作為主管領導的地方政府就應該成為老年健康干預工作的責任主體。此外，如前面所講，該工作的具體落實是由社區衛生服務中心作為基層工作單元負責的，這樣一來，從負責主體到實施主體的責任劃分就很明確了：中央政府主要負責宏觀戰略規劃，本著維護老年人合法權益的精神，制定行業標準及管理規範，劃分老年人口健康干預工作任務指標，再根據指標分配情況配置資金，最后考核各項指標的完成情況。地方政府主要負責監督和主持具體工作，通過地方法規的形式完善和固化中央在老年人口健康干預工作方面的事權和財權，分拆和落實中央布置的任務指標，合理使用並配套劃撥相應資金，補貼社區衛生服務中心。社區衛生服務中心作為基本工作單元，本著市場化原則，使用專項劃撥經費、利用自身力量或向第三方公司採購社會服務等方式完成計劃指標。另外，要形成多元化的老年人口健康干預財力機制，不但需要將此類「三級」式服務採購體系常態化，作為日常工作的一部分，而且還需要開拓融資渠道，通過體育彩票、福利彩票等形式，將社會和民間資金吸引進來，讓市民在享有夢想的同時完成慈善行為，將收益的一部分劃歸老年人口健康干預事業使用，甚至吸引醫療保險和社會救助力量的參與，最終形成這樣一種以政府為主導、社會各界積極參與、個人適當分擔的多元化籌資機制。

6.2 完善基於循證實踐方法的老年人口健康干預制度的對策

在之前的研究中，暴露出來的政策與制度方面的缺失也亟待解決。應通過加強常規體檢制度建設、老年人心理干預與社會干預制度建設以及專業人才培養和隊伍建設，完善老年人口健康干預的制度。

6.2.1 加強常規體檢制度建設

在現階段的循證實踐研究中，基線數據往往是研究者自己收集的截面數據，信度和效度很大程度上依賴於研究者的素質。加強常規體檢制度建設可以大大提升基線數據收集質量，降低收集難度。另外，目前中國的養老醫療保險制度和社會保障制度並不能滿足日益增長的老年人健康需求，甚至不能保障國際上普遍認可的健康體檢制度的定期實施。缺乏定期的常規身體檢查，會導致疾患不能被及時發覺，不能得到有效控制，不能將疾患扼殺在早期，因而影響

老年人健康和生命質量。所以為因地制宜地為老年人開展定期常規身體健康檢查十分必要，這不但需要行政制度上的保障，而且需要人員資金上的支持。在發病早期以較小代價控制疾患，既能節省社會醫療資源，又能減輕老年人負擔。為了促進中國老年人的健康，必須建立相關健康體檢制度。接受體檢的老年人群的年齡可設定為60歲，以擴大受益面和覆蓋面。根據年齡分段對老年人進行定期體檢，並做好跟蹤服務和信息登記工作。例如對於70歲以下的老人可每年體檢一次，70~80歲的每半年一次，80歲以上的可以頻繁一些，每半年兩次，甚至可為行動不便的老人提供上門體檢服務。另外，在體檢內容方面，可以考慮增加相關生活行為習慣方面的內容。而在財政支持方面，由各區縣財政部門承擔老年人體檢費用，根據社區老年人口的數量進行撥款並下達到各個街道的社區衛生服務中心，再由中心負責具體的老年人健康常規體檢任務，以掌握老年人全面的健康狀況，並將信息歸入其健康檔案，進行動態跟蹤管理，以便及時調整個體健康干預的著力點。

6.2.2 加強老年人心理干預與社會干預制度建設

雖然本研究所開展的個體健康干預對四川省老年人口行為和生命質量的隨機對照試驗研究更多針對老年人口生理層面的問題，但根據之前的定義，老年人健康不但是身體的健康，而且包括心理和社會層面的健康狀態。老年人群作為弱勢群體，在心理健康和社會完好性方面常常得不到足夠的關注，通過之前的系統評價可知，城市老人的社交孤立問題是一個世界性的普遍問題，可將心理輔導和社會輔助作為社區衛生服務中心的基本服務內容，派駐專業心理輔導師或社工，以講座和諮詢的形式，提供心理幫扶服務或建立心理輔導室，疏導老年人日常生活中的心理困惑，提高他們日常解決心理問題和面對負面心理狀態的能力。同時也需要結合本地的實際情況，對實施心理輔導干預的社工和心理輔導工作人員提供定期培訓，甚至要求持證上崗，以提升健康工作干預人員的整體素質，為更好地開展老年人心理健康服務提供人才保障。在社會干預層面，根據前章所述，老年人健康教育被認為是促進健康和提升生命質量的有效干預措施。依託社區衛生服務中心，組建一支以中心工作人員為指導、社區工作站為主體，團結社會各界力量的健康教育隊伍，不但能夠充分利用現有資源，而且能夠因地制宜地實施干預，對老年人健康水平提升大有裨益。

在具體的健康教育干預工作中，根據體檢資料和個人健康檔案，針對當地老年人慢性病和高發疾病的常見特徵，有計劃地、循序漸進地，以老年人喜聞樂見的形式，開展健康教育培訓和講座，以豐富老年人日常保健常識和健康知

識。同時結合不同季節時段的流行病易發特點,開展相關健康防治工作和宣傳教育。在有老年大學的社區,大力推廣跟老年人健康密切相關的健康教育課程,採取以熟帶生的方式,讓更多老年人參與課程,並定期舉行健康知識講座,以培養老年人健康意識。在沒有老年大學的社區,則可以依託社區衛生服務中心,開展知識講座或專家門診等,為老年人健康問題排憂解難。另外,還可以開展一些專題類培訓班和講座,例如認知功能障礙的訓練、聽說小組訓練、糖尿病膳食管理和老年痴呆照護等實用性健康教育。在報刊欄張貼各類健康科普文獻,將各種健康知識整理成冊,製成通俗易懂的老年讀物,在社區活動中心放置老年健康相關雜誌和書籍,方便老年人閱讀。充分利用現代化媒體技術手段,通過網路、電視、廣播,向老年人宣傳健康知識。通過以上種種措施逐步提高老年人健康教育的有效性和覆蓋範圍,切實有效地在老年人心中樹立健康意識,促使他們養成健康行為生活習慣,最終降低疾患和慢性病發生率,提升老年人健康水平和生命質量,實現健康老齡化。

6.2.3 加強專業人才培養和隊伍建設

老年人口健康干預工作離不開專業人才的支持,開展循證實踐更離不開專業隊伍的建設,唯有讓老年人口健康干預事業融入市場化人才資源配置,才能實現隊伍的新陳代謝,保障事業健康發展,落實宏觀政策,保障各項任務指標的順利完成;才能確保老年人口健康干預事業長期、有序、高質量地開展,與國際老年保健和社工組織有效對接,相互借鑑;才能在現有工作基礎上不斷創新,根據當地老年人的健康狀況和主要危險因子,設計出更加適合老年人的干預項目和具體實施辦法。具體來講,根據前面的論述,社區衛生服務中心是老年人健康保健、健康促進的基本工作單元,配套的醫護隊伍和社工隊伍就是中心的具體執行者。

在社區醫護工作者隊伍建設方面,採用梯隊管理模式:在地市級設立專業培訓中心和養老服務示範基地,因地制宜地培養全科醫護人員和預防醫學專業人員;在各個社區衛生服務中心之間建立交叉互助性學習小組,讓疫情防治和護理經驗能夠及時有效傳播;在相鄰的醫院設立教學點,定點幫扶社區衛生服務中心培養專業人才,提高醫護工作人員的專業水平;同時,社區醫護人員作為基層工作者直接接觸群眾,更瞭解社區的衛生情況,加強其與醫院的交流,有助於及時瞭解老年人健康動態,掌握社區老人的疾患特徵和發病規律,開發和更新干預方法。

在社區社會工作者隊伍建設方面,要通過市場化機制,建立持證上崗的專

業社工隊伍，根據切實可行的短期、中期、長期干預效果評估，確定社工功效，實施市場化考核，讓優質的人員取得相應的報酬，激勵更多社工提高專業水平和工作效能，為老年人社區健康干預提供人才保障。同時，在實施干預過程中，根據具體情況及時調整策略和方案，例如鼓勵那些接受過健康干預的老年人加入社工志願者隊伍裡面，對身邊熟悉的其他老年人現身說法，提高受眾人群的配合度，實現試驗成果與現場干預效果的基本吻合。另外要加速專業社工人才的培養，在市場架構上效仿上海、香港和臺灣等發達地區，形成社工行業鏈條，努力縮短與先進國家和地區的距離，提高老年健康干預隊伍的人力資本。

在現代化信息技術日新月異的大背景下，信息化技術是推進生產力發展的重要因素，無論是醫護人員還是社工，都需要處理大量老年人健康信息，而學習和掌握先進的信息化管理技術對於提升工作效率、增強干預針對性都大有裨益。另外，在老年人口健康干預系統內形成這樣一種信息化的工作環境，可極大提升老年人口健康干預事業的生命力和影響力，甚至為開發新的老年人口健康干預措施提供科學依據，促使各種相關干預行為更加科學有效地提高老年人整體的健康水平。

6.2.4 聯姻國際組織建立中國循證智庫

國際循證科學的大門總是向中國敞開的。Campbell 協作網首任聯合主席、南加州大學社會工作學院副院長 Haluk Soydan 教授熱衷於循證實踐方法在發展中國家的推廣，已於 2011 年與四川大學華西醫學院合作建立了收集醫學、心理學和衛生學證據的智庫，同時，將於近期與南京大學等合作推廣收集社會學與社會工作相關證據的 Campbell 中國智庫。近年來，筆者密切保持與 Haluk Soydan 教授的合作，目前雙方已達成一致意見，擬建立四川外國語大學循證實踐研究所，並作為未來 Campbell 中國智庫的西南片區子庫。

擬建立的循證實踐研究所將參與建設南加州大學和蘭州大學的 CCET 平臺（Chinese Clearinghouse for Evidence Translation in Child & Aging Health，具體可參見網站：www.ccetchina.org），為 CCET 平臺將來成功轉化為 Campbell 中國智庫做好準備。CCET 主要做的工作如下：

CCET 對決策者而言：①為政府購買服務項目給予決策支持，資助有能力且已經被證明有效的社會服務機構；②從研究項目的科學性和實用性評價，為政府就是否繼續資助相關研究項目進行決策提供依據。

對於研究者而言：①將開展循證社會工作研究和干預項目培訓及課程開

發，培訓的課程有社會工作干預研究方法培訓、系統評價在社會工作研究中的應用（Campbell 系統評價撰寫方法）；②參考兒童及老年健康循證證據，聯合當地健康服務機構，開展基於人群問題的干預性研究；③運用研究的報告規範和評價標準，提高研究質量。

對於社會服務機構而言：①CCET 轉化國外適合中國實用的健康促進項目，服務機構根據實際需求，以團隊名義聯繫 CCET 開展干預項目培訓；②用 CCET 的兒童和老年健康轉化項目，開展健康教育等循證實踐；③借鑑 CCET 的轉化項目及有效的實踐推廣模式，申請政府的各項購買服務，聯合研究者開展干預項目評價。

循證實踐研究所的建設分為三個層次。就基礎項目而言，中心的老師作為美國 Campbell 循證社會工作智庫平臺的推廣人和培訓師，在全國各地舉辦循證社會工作研究方法高級研修班，同時與合作單位一起推進 CCET 平臺的建設。就發展層面而言，一方面是人力資源建設，在四川外國語大學社會學系教師和學生中發掘對循證社會工作感興趣和有這方面學術理想的老師和同學，建立 2~3 人的師資隊伍和 10~15 人的循證社會工作學生協會；另一方面是科研成果累積，與蘭州大學和西南財經大學一起編譯 Allen Rubin 的 *Practitioner's Guide to Using Research for Evidence Based Practice* 等循證實踐研究書籍，並發表循證實踐類學術成果。就學術地位而言，依託 CCET 平臺建立 Campbell 中國智庫，邀請來自美國、臺灣、中國香港、中國人民大學、北京大學及南京大學等地的社會工作專家組成學術專業委員會，組建一個全國性的社會工作研究平臺，甚至是一個國際社會工作對話的學術平臺，其分中心為西南片區的四川外國語大學、西北片區的蘭州大學、北京的中國人民大學和南方的南京理工大學。

6.3 小結

循證實踐研究的本質是慎重、準確和明智地運用當前所能獲得的最佳研究證據，結合實踐者的個人專業技能和經驗，將正確、客觀、有效的實踐服務提供給服務對象。老年人口健康干預的主要目的是幫助老年人和相關從業人員建立和養成健康思維模式和行為。在院校、政府、社區和各種社會團體應用循證實踐理念及方法是健康干預進一步發展的必然趨勢。

在傳統的決策中，決策者需要投入大量的時間、精力和耐心從浩如菸海的

文獻中選擇適合自己需要的證據。他們往往也缺少相關專業知識判斷和評價研究證據的真實性、適用性，並依靠自身經驗判斷證據可靠性。院校和科研機構作為證據的提出者往往也得不到重視，要麼建立一些不接地氣的理論束之高閣，要麼得不到廣泛推廣和有效應用。證據推廣的決策者與證據的提出者之間的跨度過大，常常使得證據的實踐環節比如社區衛生服務中心的具體工作人員無據可依。如何從海量的研究信息中找到自己真正需要的信息是各行業面臨的共同挑戰。只有落實各方責任，制定出科學合理的信息處理方法、研究證據科學性評價標準和研究證據適用性評價標準才是解決這個問題的唯一途徑。

在中國，推廣基於循證實踐方法的老年人口健康干預，必須首先得到政府決策層的認同，讓領導層的決策模式從傳統的領導經驗加專家意見的模式轉變為以證據為基礎的循證決策模式，這也是實現基於循證實踐方法的老年人口健康的基本條件。必須讓決策者認識到單純靠個人經驗和專家意見做出重大決策是不可靠、有缺陷的。應加大對相關決策者的監管和問責制度，客觀評價決策效果。其次，幫助決策者找到可供其決策參考的證據資源，這些證據資源是經過嚴格評價的高質量證據。而研究證據的提出和應用是兩個不同的階段，必須制定證據適用性（相關性）評價標準。只有通過專業化人才隊伍，適合於實際應用、解決實際問題且設計科學的研究才屬於高質量研究。如何將循證理念和方法應用於老年人口健康干預的決策、服務、研究、教學、評價等整個實踐過程，建立、完善有效的知識生產、轉化與應用體系是健康干預結合循證理念最大的挑戰，也是以后研究和改善的重要方向。

參考文獻

[1] ADAMS J, WHITE M. Wlly don't stage-based activity promotion interventions work? [J]. Health Educ. Res., 2005, 20 (2): 237-243.

[2] ALBADA A, AUSEMS M G, BENSING J M, et al. Tailored information about cancer risk and screening: A systematic review [J]. Patient Education and Counseling, 2009, 77: 155-171.

[3] BARNIGHAUSEN T, BLOOM D. Financial incentives for return of service in underserved areas: A systematic review [J]. BMC Health Services Research, 2009, 29: 86.

[4] BARBERGER-GATEAU P, CHASLERIE A, DARIGUES J F, et al. Health measures correlates in a French elderly community population: The PAQUID study [J]. Journal of Gerontology (Social Sciences), 1992, 47 (2): 588-595.

[5] BATEGANYA M H, ABDULWADUD O A, KIENE S M. Home-based HIV voluntary counseling and testing in developing countries [J]. Cochrane Database of Systematic Reviews, 2007, 4.

[6] BAXTER L, MITCHELL A. Small voices big noises: Lay involvement in health research: Lessons from other fields [M]. Exeter, UK: University of Exeter, 2001.

[7] BELZA B, SHUMWAY C A, PHELAN E A, et al. The effects of a community-based exercise program on function and health in older adults: The enhance fitness program [J]. Journal of Applied Gerontology, 2006, 25 (4): 291-306.

[8] BERK R A. Randomized experiments as the bronze standard [J]. Journal of Experimental Criminology, 2005, 1: 417-433.

[9] BLANK L, GRIMSLEY M, GOYDER E, et al. Community-based life style interventions: Changing behavior and improving health [J]. J Public Health, 2007,

29 (3): 236-245.

[10] BØEN H, DALGARD O S, JOHANSEN R, et al. A randomized controlled trial of a senior centre group programme for increasing social support and preventing depression in elderly people living at home in Norway [J]. BMC Geriatrics, 2012, 12 (1): 20-20.

[11] BONNER S, ZIMMERMAN B J, EVANS D, et al. An individualized intervention to improve asthma management among urban Latino and African-American families [J]. J Asthma, 2002, 39 (2): 167-179.

[12] BORUCH R. Encouraging the flight of error: Ethical standards, evidence standard, and randomized trials [J]. New Direction for Evaluation, 2008, 113 (Spring): 55-73.

[13] BRENNAN P F, MOORE S M, SMYTH K A. The effects of a special computer network on caregivers of persons with Alzheimer's disease [J]. Nursing Research, 1995, 44 (3): 166-172.

[14] BROADHEAD W, GEHLBACH S H, KAPLAN B H. Functional versus structural social support and health care utilization in a family medicine outpatient practice [J]. Medical Care, 1989, 27 (3): 221-233.

[15] CAMPBELL M K, GRIMSHAW J M. Cluster and randomized trials: Time for improvement [J]. BMJ, 1998, 317 (7167): 1171-1172.

[16] CATTAN M, WHITE M, BOND J, et al. Preventing social isolation and loneliness among older people: A systematic review of health promotion interventions [J]. Ageing and Society, 2005, 25 (1): 41-67.

[17] CHALMER I. What do I want from health research and researchers when I am a patient? [J]. British Medical Journal, 1995, 310: 1315-1318.

[18] CHALMERS I. If evidence-informed policy works in practice, does it matter if it doesn't work in theory? [J]. The Policy Press, 2005, 1 (2): 227-242.

[19] CLARK P G, NIGG C R, GREENE G, et al. The study of exercise and nutrition in Older Rhode Islanders (SENIOR): Translating theory into research [J]. Health Educ. Res., 2002, 17 (5): 552-561.

[20] CLEMSON L, CUMMING R G, KENDIG H, et al. The effectiveness of a community-based program for reducing the incidence of falls in the elderly: A randomized trial [J]. J Am Geriatr Soc, 2004, 52 (9): 1487-1494.

[21] COCHRANE COLLABORATION. Proposal to establish a Cochrane Quali-

tative Methods Group [EB/OL]. 2002. http://www.joannabriggs.edu.au/cqrmg/about.html.

[22] COLE T K. Smoking cessation in the hospitalized patient using the trans theoretical model of behavior change [J]. Heart Lung, 2001, 30 (2): 148-158.

[23] Commission on the Future of Health Care in Canada. Building on values: The future of health care in Canada [R]. Ottawa, Canada: 2002.

[24] CONSTANTINO R E. Comparison of two group interventions for the bereaved [J]. Journal of Nursing Scholarship, 1988, 20 (2): 83-87.

[25] CORNWELL E Y, WAITE L J. Social disconnectedness, perceived isolation, and health among older adults [J]. Journal of Health and Social Behavior, 2009, 50 (1): 31-48.

[26] COUNSELL S R, CALLAHAN C M, CLARK D O, et al. Geriatric care management for low-income seniors a randomized controlled trial [J]. JAMA, 2007, 298 (22): 2623-2633.

[27] DALY J, WILLIS K, SMALL R, et al. A hierarchy of evidence for assessing qualitative health research [J]. Journal of Clinical Epidemiology, 2007, 60: 43-49.

[28] DE JONG GIERVELD J, VAN TILBURG T. Living arrangements of older adults in the Netherlands and Italy: Coresidence values and behaviour and their consequences for loneliness [J]. Journal of Cross-Cultural Gerontology, 1999, 14 (1): 1-24.

[29] DENZIN N K. The elephant in the living room: Or extending the conversation about the politics of evidence [J]. Qualitative Research, 2009, 9 (2): 139-160.

[30] DEVEREAUX P J, CHOI P T L, LACCHETTI C, et al. A systematic review and meta-analysis of studies comparing mortality rates of private for-profit and private not-for-profit hospitals [J]. Canadian Medical Association Journal, 2002, 166: 1399-1406.

[31] DONG B R, HE P, LU Z, et al. Exercise for older depressed people [J]. The Cochrane Collaboration, 2009 (1).

[32] DORE I J. Evidence focused social care: On target or off-side? [J]. Social Work & Society, 2006, 4 (2).

[33] DRENTEA P, CLAY O J, ROTH D L, et al. Predictors of improvement in

social support: Five-year effects of a structured intervention for caregivers of spouses with Alzheimer's disease [J]. Soc Sci Med, 2006, 63 (4): 957-67.

[34] EDDY D M. Practice policies: Where do they come from? [J]. JAMA, 1990, 263 (9): 1265-1275.

[35] ELLIS G, LANGHORNE P. Comprehensive geriatric assessment for older hospital patients [J]. Br Med Bull, 2004, 71: 45-59.

[36] FINDLAY R A. Interventions to reduce social isolation amongst older people: Where is the evidence? [J]. Ageing and Society, 2003, 23 (5): 647-658.

[37] FLOTTORP S. Do specialist outreach visits in primary care and rural hosptial settings improve care? A support summary of a systematic review [EB/OL]. 2008. http://www.supportcollaboration.org/summaries.htm.

[38] FRASER M W, RICHMAN J M, GALINSKY M J, et al. Intervention research: Developing social programs [M]. Oxford: Oxford University Press, 2009.

[39] FRATIGLIONI L, WANG H X, ERICSSON K, et al. Influence of social network on occurrence of dementia: A community-based longitudinal study [J]. Lancet, 2000, 355 (9212): 1315-1319.

[40] FRIES J F. Aging, natural death, and the compression of morbidity [J]. N Engl J Med, 1980, 303: 130-135.

[41] FUKUI S, KOIKE M, OOBA A, et al. The effect of a psychosocial group intervention on loneliness and social support for Japanese women with primary breast cancer [J]. Oncology Nursing Forum, 2003, 30 (5): 823-830.

[42] GAMBRILL E. Social work practice: A critical thinker's guide [M]. 2nd ed. Oxford: Oxford University Press, 2006.

[43] GAMBRILL E. Evidence-based practice and the ethics of discretion [J]. Journal of Social Work, 2010, 11 (1), 26-48.

[44] GLASBY J, BERESFORD P. Who knows best? Evidence-based practice and the service user contribution [J]. Critical Social Policy, 2006, 26 (1). 268-284.

[45] GOODHEART C D, KAZDIN A E, STERNBERG R G. Evidence-based psychotherapy: Where practice and research meet [M]. Washington, DC: American Psychological Association, 2006: 14-15.

[46] GOSDEN T, FORLAND F, KRISTIANSEN I S, et al. Capitation, salary, fee-for-service and mixed systems of payment: Effects on the behavior of primary care

physicians [J]. Cochrane Database of Systematic Reviews, 2000, 3.

[47] GRAF C. Functional decline in hospitalized older adults [J]. AJN, 2006, 106 (1): 58-67.

[48] GRAVOLIN M, ROWELL K, DE GROOT J. Interventions to support the decision-making process for older people facing the possibility of long-term residential care [J]. The Cochrane Collaboration, 2008, 8.

[49] GRAY M, PLATH D, WEBB S A. Evidence-based social work: A critical stance [M]. Oxon: Routledge, 2009.

[50] GRENADE L, BOLDY D. Social isolation and loneliness among older people: Issues and future challenges in community and residential settings [J]. Australian Health Review, 2008, 32 (3): 468-478.

[51] GRIMSHAW J, WILSON B, CAMPBELL M, et al. Epidemiological methods [M] //Studying the organisation and delivery of health services: Research methods. New York: Routledge, 2001.

[52] GROBLER L A, MARAIS B J, MABUNDA S A, et al. Interventions for increasing the proportion of health professionals practising in rural and other underserved areas [J]. Cochrane Database of Systematic Reviews, 2009, 2.

[53] GRONDA H. What makes case management work for people experiencing homelessness? [M]. Melbourne: Australian Housing and Urban Research Institute, 2009.

[54] GRUEN R, WEERAMANTHRI T S, KNIGHT S E, et al. Specialist outreach clinics in primary care and rural hospital settings [J]. Cochrane Database of Systematic Reviews, 2003, 4.

[55] GUERON J M. Building evidence: What it takes and what it yields [J]. Research on Social Work Practice, 2007, 17 (1), 134-142.

[56] GUPTA I, SANKAR D. Health of the elderly in India: A multivariate analysis [J]. Journal of Health and Population in Developing Countries, 2002 (6).

[57] GUYATT G H, OXMAN A D, VIST G E, et al. GRADE: An emerging consensus on rating quality of evidence and strength of recommendations [J/OL]. BMJ, 2008, 336: 924-926. http://www.pubmedcentral.nih.gov/articlerender.fcgi? artid=2335261&tool=pmcentrez&rendertype=abstract.

[58] HAAS M L. A geriatric peace? The future of US power in a world of aging populations [J]. International Security, 2007, 32 (1): 112-147.

[59] HALUK SOYDAN. Eveidence-based clearinghouses in social work [J]. Research on social work practice onlinefirst, 2010, 8.

[60] HAMMERSLEY M. On 『systematic』 reviews of research literatures: A 『narrative』 response to Evans & Benefield [J]. British Educational Research Journal, 2001, 27 (5): 543-554.

[61] HAMMERSLEY M. Is the evidence-based practice movement doing more good than harm? Reflections on Iain Chalmers' case for research-based policy making and practice [J]. Evidence & Policy, 2005, 1 (1): 85-100.

[62] HARRIS J E, BODDEN J L. An activity group experience for disengaged elderly persons [J]. Journal of Counseling Psychology, 1978, 25 (4): 325-330.

[63] HAWTON A, GREEN C, DICKENS A P, et al. The impact of social isolation on the health status and health-related quality of life of older people [J]. Quality of Life Research, 2011, 20 (1): 57-67.

[64] HAYES S L, MANN M K, MORGAN F M, et al. Collaboration between local health and local government agencies for health improvement [J]. Cochrane Database of Systematic Reviews, 2011, 6.

[65] HELLER K, THOMPSON M G, TRUEBA P E, et al. Peer support telephone dyads for elderly women: Was this the wrong intervention? [J]. American Journal of Community Psychology, 1991, 19 (1): 53-74.

[66] HIGGINS J P T, STERNE J A C, ALTMAN D G, et al. The Cochrane Collaboration's tool for assessing risk of bias in randomised trials [J]. BMJ (Clinical research ed.), 2011, 343 (7829).

[67] HITT J. The year in ideas: A to Z.: Evidence-based medicine [N]. The New York Times, 2001-09-09.

[68] HOLT-LUNSTAD J, SMITH T B, LAYTON J B. Social relationships and mortality risk: A meta-analytic review [J]. PLoS Medicine, 2010, 7 (7).

[69] HONDA K. Psychosocial correlates of smoking cessation among elderly ever-smokers in the United States [J]. Addictive Behaviors, 2005, 30 (2): 375-381.

[70] HOPE T. Evidence-based patient choice and psychiatry [J]. Evidence Based Mental Heath, 2002, 5: 100-101.

[71] HOPKINS H, TALISUNA A, WHITTY C J, et al. Impact of home-based management of malaria on health outcomes in Africa: A systematic review of the evi-

dence [J]. Malaria Journal, 2007, 6: 134.

[72] HUNSLEY J. Training psychologists for evidence-based practice [J]. Canadian Psychology, 2007, 48 (1): 32-42.

[73] ILANNE PP, ERIKSSON J G, LINDSTROM J, et al. Effect of life style intervention on the ocurrence of metabolic syndrome and its components in the Finnish diabetes prevention study [J]. Diabetes Care, 2008, 31 (4): 805-807.

[74] ILIFFE S, KHARICHA K, HARARI D, et al. Health risk appraisal in older people 2: The implications for clinicians and commissioners of social isolation risk in older people [J]. The British Journal of General Practice, 2007, 57 (537): 277.

[75] JOHN N LAVIS, KAELAN A MOAT, et al. Twelve myths about systematic reviews for health system policymaking rebutted [J]. J Health Servers Policy, 2013, 8 (1): 44-50.

[76] KARAEABEY K. Effect of regular exercise on health and disease [J]. NEL, 2005, 26 (5): 617-623.

[77] KATZ S. Assessing self-maintenance: Activities of daily living, mobility and instrumental activities of daily living [J]. JAGS, 1983, 31 (12): 721-726.

[78] KOENIG H G, MCCULLOUGH M E, LARSON D B. Handbook of religion and health [M]. Oxford: Oxford University Press, 2001: 514-554.

[79] KREMERS I P, STEVERINK N, ALBERSNAGEL F A, et al. Improved self-management ability and well-being in older women after a short group intervention [J]. Aging & Mental Health, 2006, 10 (5): 476-484.

[80] LANDERMAN L R, FILLENBAUM G G, PIEPER C F, et al. Private health insurance coverage and disability among older Americans [J]. Journal Gerontology (Social Science), 1998, 53B (5): 258-266.

[81] LAVIS J, OXMAN A, GRIMSHAW J, et al. Support tools for evidence-informed health policymaking (STP) 7: Finding systematic reviews [J/OL]. Health Research Policy and Systems Central, 2009. http://www.ncbi.nlm.nih.gov/pubmed/20018114.

[82] LAVIS J N, DAVIES H T, GRUEN R L, et al. Working within and beyond the Cochrane Collaboration to make systematic reviews more useful to healthcare managers and policy makers [J]. Healthcare Policy, 2006, 1: 21-33.

[83] LAVIS J N, DAVIES H T O, OXMAN A, et al. Towards systematic reviews that inform health care management and policy-making [J/OL]. Journal of

Health Services Research Policy, 2005, 10: 35-48. http://jhsrp.rsmjournals.com/cgi/content/abstract/10/suppl_1/35.

[84] LAVIS J N, OXMAN A, SOUZA N, et al. Support tools for evidence-informed health policymaking (STP) 9: Assessing the applicability of the findings of a systematic review [J/OL]. Health Research Policy and Systems, 2009, 7 (Suppl 1): S9. http://www.health-policy-systems.com/content/7/S1/S9.

[85] LAVIS J N, PANISSET U. EVIPNet Africa's first series of policy briefs to support evidence-informed policymaking [J]. International Journal of Technology Assessment in Health Care, 2010, 26: 229-32.

[86] LAVIS J N. How can we support the use of systematic reviews in policymaking? [J]. PLOS Medicine, 2009, 6.

[87] LEWIS R, NEAL R D, WILLIAMS N H, et al. Nurse-led vs. conventional physician-led follow-up for patients with cancer: Systematic review [J]. Journal of Advanced Nursing, 2009, 65: 706-723.

[88] LIZ TRINDER, SHIRLEY REYNOLDS. Evidence-based practice: A critical appraisal [M]. Oxford: Blackwell Science, 2000: 17.

[89] LÖKK J. Emotional and social effects of a controlled intervention study in a day-care unit for elderly patients [J]. Scand J Prim Health Care, 1990, 8: 165-172.

[90] LUBBEN J, GIRONDA M. Centrality of social ties to the health and well-being of older adults [J]. Social Work and Health Care in an Aging Society, 2003 (12): 319-350.

[91] LUITGARDEN G M J V D. Evidence-based practice in social work: Lessons from judgment and decision-making theory [J]. British Journal of Social Work Advance Access, 2007 (11): 1-18.

[92] LUND R, NILSSON C J, AVLUND K. Can the higher risk of disability onset among older people who live alone be alleviated by strong social relations? A longitudinal study of non-disabled men and women [J]. Age and Ageing, 2010, 39 (3): 319-326.

[93] M KAMRUL ISLAM, JUAN MERLO, I CHIRO KAWACHI, et al. Social capital and health: Does egalitarianism matter? A literature review [J]. International Journal for Equity in Health, 2006, 5.

[94] MACINTYRE I, CORRADETTI P, ROBERTS J, et al. Pilot study of a

visitor volunteer programme for community elderly people receiving home health care [J]. Health & Social Care in the Community, 1999, 7 (3): 225-232.

[95] MALOTTE C K, JARVIS B, FISHBEIN M, et al. Stage of change versus an integrated psychosocial theory as a basis for developing effective behavior change interventions [J]. AIDS Care, 2000, 12 (3): 357-364.

[96] MANTON K G, GU X, LAMB V L. Change in chronic disability from 1982 to 2004/2005 as measured by long-term changes in function and health in the U. S. elderly population [J]. Proc Natl Aead Sci USA, 2006, 103 (48): 18374-18379.

[97] MANTON K G. Changing concepts of morbidity and mortality in the elderly population [J]. Milbank Q/Health Society, 1982, 60: 183-244.

[98] MARCUS B, BOEK B, PINTO B, et al. Efficacy of an individualized, motivationally-tailored physieal activity intervention [J]. Annals of Behavioral Medicine, 1998, 20 (3): 174-180.

[99] MASI C M, CHEN H Y, HAWKLEY L C, et al. A meta-analysis of interventions to reduce loneliness [J]. Pers Soc Psychol Rev, 2011, 15 (3): 219-66.

[100] MAYS N, POPE C, POPAY J. Systematic reviewing qualitative and quantitative evidence to inform management and policy-making in the health field [J]. Journal of Health Services Research Policy, 2005, 10(suppl_1): 6-20.

[101] MCDOWELL I, NEWELL C. Measuring health: A guide to rating scales and questionnaires [M]. New York: Oxford University Press, 1996.

[102] MICK D J, ACKERMAN M H. Critical care nursing for older adults: Pathophysiological and functional considerations [J]. Nursing Clinics of North America, 2004, 39 (3).

[103] MISSO M, GREEN S, BRENNAN S, et al. Policy relevant summaries: Encouraging and supporting Australian policymakers to use Cochrane reviews [J]. Cochrane Colloquium, 2007: 23-27.

[104] MOHER D, LIBERATI A, TETZLAFF J, et al. Preferred reporting items for systematic reviews and meta-analysis: the PRISMA Statement [J]. Annals of Internal Medicine, 2009, 151 (4): 264-269.

[105] MORROW-HOWEL N, BECKER-KEMPPAINEN S, JUDY L. Evaluating an intervention for the elderly at increased risk of suicide [J]. Research on Social Work Practice, 1998, 8 (1): 28-46.

[106] MOSELEY A, TIERNEY S. Evidence-based practice in the real world [J]. Evidence & Policy, 2005, 1 (1): 113-119.

[107] MOTTA M, BENNATI E, FERLITO L, et al. Successful aging in centenarians: Myths and reality [J]. Archives of Gerontology and Geriatrics, 2005, 40: 241-251.

[108] MULLEN E J, SHLONSKY A, BLEDSOE S E, et al. From concept to implementation: Challenges facing evidence-based social work [J]. Evidence & Policy, 2005, 1 (1): 61-84.

[109] MULLEN E J, BLEDSOE S E, BELLAMY J L. Implementing evidence-based social work practice [J]. Research on Social Work Practice, 2007, 18 (1): 345-338.

[110] MURPHY A, MCDONALD J. Power, status and marginalization: Rural social workers and evidence-based practice in multidisciplinary teams [J]. Australian Social Work, 2004, 57 (2): 127-136.

[111] MYERS L L, THYER B A. Should social work clients have the right to effective treatment? [J]. Social Work, 1997, 42 (3): 288-298.

[112] NIGG C, ENGLISH C, OWENS N, et al. Health correlates of exercise behavior and stage change in a community-based exercise intervention for the elderly: A pilot study [J]. Health Promote Pract, 2002, 3 (3): 421-428.

[113] OAKLEY A. Resistances to 「new」 technologies of evaluation: Education research on the UK as a case study [J]. Evidence & Policy, 2006, 2 (1): 63-97.

[114] OGILVIE D, M EGAN, V HAMILTON, et al. Systematic reviews of health effects of social interventions: 2. Best available evidence: How low should you go? [J]. Journal of Epidemiology and Community Health (1979-), 2005, 59 (10): 886-892.

[115] OLLONQVIST K, PALKEINEN H, AALTONEN T, et al. Alleviating loneliness among frail older people-findings from a randomised controlled trial [J]. International Journal of Mental Health Promotion, 2008, 10 (2): 26-34.

[116] OLSHANSKY S J, et al. Trading off longer life for worsening health: The expansion of morbidity hypothesis [J]. J Aging Health, 1991, 3: 194-216.

[117] PANTER B C, CLARKE S E, LOMAS H, et al. Culturally compelling strategies for behavior change: A social ecology model and case study in malaria prevention. Social sienee & medicine part special issue: Gift horse or Trojan horse?

[J]. Social Science Perspectives on Evidence-based Health Care, 2006, 62 (11): 2810-2825.

[118] PARKER G, BHAKTA P, KATBANMA S, et al. Best place of care for older people after acute and during subacute illness: A systematic review [J]. J Health Servres Policy, 2000, 5 (3): 176-189.

[119] PATRICIA G. Mottram, Kaisu Pitkala and Carolyn Lees. The Cochrane Collaboration [M]. Manhattan: John Wiley & Sons, Ltd., 2007.

[120] PAUL M, EVAN M W, JANE A D. Personal assistance for older adults (65+) without dementia [J]. The Cochrane Collaboration, 2009, 21.

[121] PAUL MONTGOMERY, EVAN MAYO-WILSON, JANE A. Dennis, et al. Personal assistance for older adults (65+) without dementia [EB/OL]. http://onlinelibrary.wiley.com/doi/10.1002/14651858.CD006855.pub2/abstract.

[122] PETTICREW M. Systematic reviews from astronomy to zoology: Myths and misconceptions [J]. BMJ (Clinical research ed.), 2001, 322: 98-101.

[123] POLLIO D E. The art of evidence-based practice [J]. Research on Social Work Practice, 2006, 16 (2): 224-232.

[124] PROCHASKA J, DIELEMENIE C. Transtheoretical therapy: Toward a more integrative model of change [J]. Psychotherapy: Theory, Research and Practice, 1982, 19: 276-288.

[125] REUBEN D B. Meeting the needs of disabled older persons: Can the fragments be pieced together? [J]. J Gerontol A Biol Sci Med Sci, 2006, 61 (4): 365-366.

[126] Review and Dissemination (CRD). Undertaking systematic reviews of research on Effectiveness. CRD's guidance for carrying out or commissioning review [M]. 2nd ed. York: University of York, 2000.

[127] ROBERTS M J, HSIAO W, BERMAN P, et al. Getting health reform right: A guide to improving performance and equity [M]. Oxford, UK: Oxford University Press, 2004.

[128] ROBERTS A R, YEAGER K R. Systematic reviews of evidence-based studies and practice-based research: How to research for, develop, and use them [M] //Evidence-based practice manual. Oxford: Oxford University Press, 2004: 3-14.

[129] ROCKERS P C, FEIGL A, ROTTINGEN R A, et al. Study-design se-

lection criteria in systematic reviews of effectiveness of health systems interventions and reforms [J]. A Meta-review, 2006.

[130] ROSENTHAL R N. Overview of evidence-based practice [M] //Evidence-based practice manual. Oxford: Oxford University Press, 2004: 20-29.

[131] ROUTASALO P E, TILVIS R S, KAUTIAINEN H, et al. Effects of psychosocial group rehabilitation on social functioning, loneliness and well-being of lonely, older people: Randomized controlled trial [J]. Journal of Advanced Nursing, 2009, 65 (2): 297-305.

[132] SACKETT D L, ROSENBERG W M C, MUIR GRAY J A, et al. Evidence based medicine: What it is and what it isn't [J]. BMJ 1996, 312: 71-92.

[133] SACKETT D L, STRAUS S E, RICHARDSON W S, et al. Evidence-based medicine: How to practice and teach evidence-based medicine [M]. Edinburgh: Churchill Livingstone, 2002.

[134] SACKETT P. Evidence-based medicine: How to practice and teach evidence-based medicine [M]. Edinburgh: Churchill Linvingstone, 2011.

[135] SAEKETT D L, ROSENBERG W M, GRAY J A, et al. Evidence based medicine: What it is and what it isn't [J]. Clin. Orthop. Relat. Res, 2007, 455: 3-5.

[136] SAITO T, KAI I, TAKIZAWA A. Effects of a program to prevent social isolation on loneliness, depression, and subjective well-being of older adults: A randomized trial among older migrants in Japan [J]. Arch Gerontol Geriatr, 2012, 55 (3): 539-547.

[137] SAVELKOUL M, DE WITTE L P. Mutual support groups in rheumatic diseases: Effects and participants' perceptions [J]. Arthritis Rheum, 2004, 51 (4): 605-608.

[138] SAY L, RAINE R. A systematic review of inequalities in the use of maternal health care in developing countries: Examining the scale of the problem and the importance of context [J]. Bull World Health Organ, 2007, 85 (10): 812-819.

[139] SCHNEIDER B, WAITE L J. Being together, working apart: Dual-career families and the work-life balance [M]. Cambridge: Cambridge University Press, 2005: 59-83.

[140] SCHULZ R. Effects of control and predictability on the physical and psychological well-being of the institutionalized aged [J]. Journal of Personality and So-

cial Psychology, 1976, 33 (5): 563-573.

[141] SEEMAN T E. Social ties and health: The benefits of social integration [J]. Annals of Epidemiology, 1996, 6 (5): 442-451.

[142] SHEA B, GRIMSHAW J, WELLS G, et al. Development of AMSTAR: A measurement tool to assess the methodological quality of systematic reviews [J/OL]. BMC Medical Research Methodology, 2007, 7: 10. http://www.biomedcentral.com/1471-2288/7/10.

[143] SHELDON T A. Making evidence synthesis more useful for management and policy-making [J]. Journal of Health Services Research Policy, 2005, 10 Suppl 1: 1-5.

[144] SHLONSKY A, GIBBS L. Will the real evidence-based practice please stand up? [M] //Foundations of evidence-based social work practice. Oxford: Oxford University Press, 2006.

[145] SLEGERS K, VAN BOXTEL M P J, JOLLES J. Effects of computer training and Internet usage on the well-being and quality of life of older adults: A randomized, controlled study [J]. The Journals of Gerontology: Series B, Psychological Sciences and Social Sciences, 2008, 63 (3): 176.

[146] SOYDAN H. Applying randomized controlled trials and systematic reviews in social work research [J]. Research on Social Work Practice, 2008, 18 (4): 311-318.

[147] STUEK A E, SIU A L, WIELAND G D, et al. Comprehensive geriatric assessment: A meta-analysis of controlled trials [J]. Lancet, 1993, 342 (8878): 1032-1036.

[148] STURM H, AUSTVOL D A, AASERUD M, et al. Pharmaceutical policies: Effects of financial [J]. Cochrane Database of Systematic Reviews, 2007, 3.

[149] THYER B A. The quest for evidence-based practice? We are all positivists [J]. Research on Social Work Practice, 2008, 18 (4): 338-345.

[150] TRINDER L, REYNOLDS S. Evidence-based practice: A critical appraisal [M]. Oxford: Black Well Science, 2000.

[151] TRINDER L. Evidence-based practice in social work and probation [M] //Evidence-based practice: A critical appraisal. Oxford: Blackwell Science, 2000: 138-162.

[152] VAN GROENOU M I B, DEEG D J H, PENNINX B W J H. Income

differentials in functional disability in old age: Relative risks of onset, recovery, decline, attrition and mortality [J]. Aging Clinical and Experimental Research, 2001, 15 (2): 174-183.

[153] VICTOR C, SCAMBLER S, BOND J, et al. Being alone in later life: Loneliness, social isolation and living alone [J]. Reviews in Clinical Gerontology, 2000, 10 (4): 407-417.

[154] VICTOR C, SCAMBLER S. The social world of older people: Understanding loneliness and social isolation in later life [M]. Berkshire: Open University Press, 2009: 13-37.

[155] VIDAN M, SERRA J A, MORENO C, et al. Efficacy of a comprehensive geriatric intervention in older patients hospitalized for hip fracture: A randomized, controlled trial [J]. J Am Geriatr Soc, 2005, 53 (9): 1476-1482.

[156] WALSHE K, RUNDALL T G. Evidence-based management: From theory to practice in health care [J]. Milbank Quarterly, 2001, 73: 429-457.

[157] WALTERS S J, MUNRO J F, BRAZIER J E. Using the SF-36 with older adults: A cross-sectional community-based survey [J]. Age and Ageing, 2001, 30 (4): 337-343.

[158] WARE J E. SF-36 health survey manual and interpretation guide [M]. 2nd ed. Boston, Massachusetts: The Health Institute, New England Center, 1997.

[159] WAREJ E. SF-36 physical and mental health summary Scales: A user's manuel [M]. 5th ed. Boston: Health Assessment Lab, New England Center, 1994.

[160] WARE J E, SHERBOURNE C D. The MOS 36-item short-form health survey (SF-36) [J]. Medical Care, 1992, 30: 473-483.

[161] WARE J E, SNOW K K, KOSINSKI M. SF-36 health survey-Manual and interpretation guide [M]. Boston: The Health Institute, 1993.

[162] WEISS R S, RIESMAN D, BOWLBY J. Loneliness: The experience of emotional and social isolation [M]. MA: MIT Press, 1973: 7-35.

[163] WENDT D J. Evidence-based practice movements in psychology: Empirically supported treatments, common factors, and objective methodological pluralism [J]. Intuition: BYU Undergraduate Journal of Psychology, 2006, 2: 49-62.

[164] WEWERS M E, STILLMAN F A, HARTMAN A M, et al. Distribution of daily smokers by stage of change: Current population survey results [J]. Preventive Medicine, 2003, 36 (6): 710-720.

[165] WHITE H, MCCONNELL E, CLIPP E, et al. A randomized controlled trial of the psychosocial impact of providing Internet training and access to older adults [J]. Aging & Mental Health, 2002, 6 (3): 213-221.

[166] WHO. Situation analysis for health at work and development of the global working life [EB/OL]. 2010. http://www.who.int/occupational_health/publications/globstrategy/en/index4.html.

[167] WILLIAMS D D R, GARNER J. The case against 『the evidence』: A different perspective on evidence-based medicine [J]. British Journal of Psychiatry, 2010, 180: 8-12.

[168] WIYSONGE C S, OKWUNDU C I. Does midwife-led care improve the delivery of care to women during and after pregnancy. A support summary of a systematic review [EB/OL]. http://www.support-collaboration.org/summaries.htm.

[169] WORLD HEALTH ORGANIZATION. The world health report 2000: Health systems: Improving performance [R]. Geneva, Switzerland, 2001.

[170] WORLD HEALTH ORGANIZATION. Increasing access to health workers in remote and rural areas through improved retention [R]. Geneva: World Health Organization, 2010.

[171] LOUIS G, RIEHARD K THOMAS. 健康人口學 [M]. 陳功, 等, 譯. 北京: 北京大學出版社, 2005: 25-26.

[172] 白玥, 盧詛汛. 社會因素與人群健康狀況關係研究 [J]. 中國衛生經濟, 2005, 9: 76-81.

[173] 拜爭剛. 循證方法在社會醫學中的應用研究 [D]. 蘭州: 蘭州大學, 2011: 9-13.

[174] 畢素華. 發展民辦養老機構的若干思考 [J]. 蘇州大學學報 (哲學社會科學版), 2005, 5: 63-67.

[175] 曾憲濤, 冷衛東, 李勝, 等. 如何正確理解及使用 GRADE 系統 [J]. 中國循證醫學雜志, 2011, 11 (9): 985-990.

[176] 曾憲濤, 李勝, 馬鑽, 等. Meta 分析系列之八: Meta 分析的報告規範 [J]. 中國循證心血管醫學雜志, 2012, 4 (6): 500-503.

[177] 曾毅. 健康長壽影響因素分析 [M]. 北京: 北京大學出版社, 2004: 245.

[178] 陳功. 中國養老方式研究 [M]. 北京: 北京大學出版社, 2003.

[179] 陳杰. 日本的護理保險及其啟示 [J]. 市場與人口分析, 2002, 8

(2)：69-73.

［180］陳慶升.救助管理政策反思——以證據為本與社會政策［J］.中外企業家，2006，10：82-85.

［181］杜鵬，李強.1994—2004年中國老年人的生活自理預期壽命及其變化［J］.人口研究，2006，5：9-16.

［182］方剛，楊波.美國的管理式醫療及思考［J］，中國醫院，2005，12：48-51.

［183］付汝坤，姜潤生，陳超，等.老年人口生命質量研究現狀［J］.中國老年學雜志，2007，27（16）：1635-1637.

［184］傅東波，等.老年綜合健康功能評價及其用途［J］.國外醫學社會醫學分冊，1998（2）：19.

［185］高利平.山東省老年人口健康狀況及影響因素研究［D］.濟南：山東大學，2011：16.

［186］桂世勛.合理調整養老機構的功能結構［J］.華東師範大學學報（哲學社會科學版），2001，5：31-35

［187］郭平，陳剛.中國城鄉老年人口狀況追蹤調查數據分析［M］.北京：中國社會出版社，2009：4-9.

［188］杭榮華，劉新民，鳳林譜，等.心理干預對社區空巢老人的抑鬱症狀、孤獨感及幸福感的影響［J］.中國老年學雜志，2011，31（7）：2723-2725.

［189］胡俊峰，侯培森.當代健康教育與健康促進［M］.北京：人民衛生出版社，2005：678-679.

［190］黄三寶，馮江平.老年心理健康研究現狀［J］.中國老年學雜志，2007，12（27）：2358-2359.

［191］黃渭銘.健康長壽指南［M］.廈門：廈門大學出版社，1998.

［192］大雁.中國每年新增肺結核病人145萬［J］.中國健康教育，2005，4（21）：281.

［193］康寶悌.老年高血壓病的特點和防治原則［J］.中國老年學雜志，1994，14（6）：380.

［194］李德明，陳天勇，吳振雲，等.健康老齡化的基本要素及其影響因素分析［J］.中國老年學雜志，2005，9（25）：1004-1006.

［195］李志武，黃悅勤，柳玉芝.中國65歲以上老年人認知功能及影響因素調查［J］.第四軍醫大學學報，2007，28（16）：1518-1522.

［196］梁在.人口學［M］.北京：中國人民大學出版社，2012.

[197] 劉恒, 巢健茜. 中國老年人口健康評價指標體系框架模型設計 [J]. 中國老年學雜志, 2011, 1 (31): 153-155.

[198] 劉金華. 基於老年生活質量的中國養老模式選擇研究 [D]. 成都: 西南財經大學, 2009.

[199] 劉乃睿, 於新循. 論中國孝道傳統下老年人長期照護制度的構建 [J]. 西南大學學報 (社會科學版), 2008, 5.

[200] 呂筠, 李立明. 循證公共政策與公共衛生改革路徑 [J]. 人文雜志, 2006, 1: 146-151.

[201] 呂雅男. 城市老年人健康狀況及其影響因素研究——以長沙市為例 [D]. 長沙: 中南大學, 2012.

[202] 呂姿之. 健康教育與健康促進 [M]. 北京: 北京大學醫學出版社, 2002.

[203] 宋新明. 老年人群健康功能的多維評價方法 [J]. 國外醫學社會醫學分冊, 1993 (1): 5.

[204] 孫福立, 嚴亦藹, 邢翠珍. 社區文化活動對老年認知功能衰退的影響 [J]. 中國老年學雜志, 1997, 17 (5): 259.

[205] 湯哲, 項曼君. 北京市老年人生活自理能力評價與相關因素分析 [J]. 中國人口科, 2001 (增刊): 92-96.

[206] 曾毅. 健康長壽影響因素分析 [M]. 北京: 北京大學出版社, 2004.

[207] 王梅. 評價老年人口健康狀況的新指標 [J]. 中國人口科學, 2004 (增刊): 105-110.

[208] 王曉娟, 董雁遜, 楚秀杰. 老年認知障礙的社區干預有利於健康老齡化 [J]. 中國現代藥物應用, 2012, 10 (19): 128-129.

[209] 王學義. 人口現代化研究 [M]. 北京: 中國人口出版社, 2006.

[210] 王岩, 唐丹, 龔先旻, 等. 不同養老方式下老年人焦慮抑鬱狀況比較 [J]. 中國臨床心理學雜志, 2012, 20 (6): 686-670.

[211] 溫靜. 社會政策循證研究探析——以資產福利政策為例 [D]. 濟南: 山東大學, 2010.

[212] 鄔滄萍.「健康老齡化」戰略芻議 [J]. 中國社會科學, 1996, 5: 52-64.

[213] 鄔滄萍, 謝楠. 關於中國人口老齡化的理論思考 [J]. 北京社會科學, 2011, 1: 4-8.

[214] 吳振雲. 老年心理健康問卷的編製 [J]. 中國臨床心理學雜志, 2002, 10 (1): 12-31.

[215] 吳振雲. 老年心理健康的內涵、評估和研究概況 [J]. 中國老年學雜志, 2003, 12: 799-801.

[216] 謝鈞, 等. 城市社會養老機構如何適應日益增長的養老需求——天津市社會養老機構及入住老人的調查分析 [J]. 市場與人口分析, 2000, 5.

[217] 熊俊, 陳日新. 系統評價/Meta 分析方法學質量的評價工具 AMSTAR [J]. 中國循證醫學雜志, 2011, 11 (9): 1084-1089.

[218] 嚴迪英. 社區干預 [J]. 中國慢性病預防與控制, 2000, 8 (1): 44-45.

[219] 楊文登. 循證實踐：一種新的實踐形態 [J]. 自然辯證法研究, 2010, 26 (4): 106-111.

[220] 楊文登, 葉浩生. 循證心理治療評述與展望 [J]. 中國循證醫學雜志, 2008 (11).

[221] 楊智榮, 詹思延. PROSPERO：為非 Cochrane 系統評價全新打造的註冊平臺 [J]. 中華醫學雜志, 2012, 92 (6): 422-425.

[222] 易景娜, 陳利群, 貫守梅, 等. 社區護士主導的全科團隊家訪服務對高齡居家老人心理狀況的影響 [J]. 護理研究, 2012, 26 (4): 975-978.

[223] 尹德挺. 國內外老年人日常生活自理能力研究進展 [J]. 中國老年學雜志, 2008, 5 (28): 10-33.

[224] 尹德挺. 中國老年健康研究評述以及展望 [J]. 西北人口, 2006, 5: 2-8.

[225] 尹德挺. 老年人日常生活自理能力的多層次研究 [M]. 北京：中國人民大學出版社, 2008: 9-10.

[226] 尹尚菁, 杜鵬. 老年人長期照護需求現狀及趨勢研究 [J]. 人口學刊, 2012, 2.

[227] 張磊, 黃久儀, 範鳳美, 等. 美國簡明健康測量量表與中國老年人生活質量調查表的對比研究 [J]. 中國行為醫學科學, 2001, 10 (6): 601.

[228] 張鳴明, 帥曉. Campbell 協作網：Cochrane 協作網的姊妹網 [J]. 中國循證醫學, 2002, 2 (2): 132-133.

[229] 章曉爵. 城市居家養老評估指標體系的探索 [M]. 上海：百家出版社, 2007.

[230] 趙林海, 江啓成, 劉國旗. 構建長期護理保險緩解人口老齡化壓力

[J]．衛生經濟研究，2005，8（2）：22-23．

[231] 中國科學院北京基因組所．老年人口健康長壽的社會、行為、環境和遺傳影響因素 [J/OL]．科學前沿研究．http://www.zsr.cc/ExPcrtHome/sllowAlticlc.asp? ArtieleID = 105608．

[232] 周麗蘋．老年人口健康評價與影響因素 [J]，社會工作，2012（1）：27-31．

[233] 陳友華，徐愫．中國老年人口的健康狀況、福利需求與前景 [J]．人口學刊，2011，3（5）：31-35

[234] 黎芝，周亮．老年期孤獨感的流行病學研究 [J]．中國心理衛生雜志，2012，26（9）：658-662．

[235] 劉志榮，倪進發．城市老年人孤獨的相關因素與對策 [J]．安徽預防醫學雜志，2002，8（6）：326-328．

[236] 呂如敏，林明鮮，劉永策．論城市社區居家老年人的社會孤立和孤獨感——以山東省菸臺市為例 [J]．北華大學學報（社會科學版），2013，14（2）：132-136．

[237] 呂姿之．健康教育與健康促進 [M]．北京：北京大學醫學出版社，2002．

[238] 馬捷，劉瑩，鐘來平，等．Jadad 量表與 Cochrane 偏倚風險評估工具在隨機對照試驗質量評價中的應用與比較 [J]．中國口腔頜面外科雜志，2012，10（5）：417-422．

[239] 楊廷忠，鄭建中．健康教育理論與方法 [M]．杭州：浙江大學出版社，2004．

附錄：問卷調查表

老年健康狀況調查表

尊敬的先生/女士：

您好！我是西南財經大學人口研究所的調查員，我們正在進行的是社區老年人健康狀況調查。根據我們的科研計劃，選擇您作為我們的調查對象。您所提供的情況，對我們研究老年人的生活與健康具有重要的作用。我們向您承諾，我們對您的資料絕對保密，資料僅用於科研分析。

衷心感謝您對我們調查工作的支持！

編號：

聯繫電話：

住址：

1. 詢問的問題是否由本人回答：
①自己回答（跳轉問題2）　　②他人代答
2. 與被調查者的關係：
①配偶　②子女　③兒媳/女婿　④孫子女　⑤其他
3. 性別：
①男性　②女性
4. 年齡是：
5. 是否為漢族：
①是　②否
6. 婚姻狀況：
①未婚　②初婚　③離婚　④喪偶　⑤其他
7. 文化程度：

①文盲　②小學　③初中　④高中或中專　⑤大專及以上

8. 年均收入：

①8,000元以下（含）　②8,000元以上

9. 居住情況：

①單住　②與配偶同住　③與子女同住　④其他

10. 您的口味：

①重鹽（20克以上）②適中（12~20克）③清淡（12克以下）

11. 是否經常食用蔬菜（平均每天食用一次及以上且連續三個月以上）：

①是　②否

12. 是否經常食用水果（平均每天食用一次及以上且連續三個月以上）：

①是　②否

13. 是否經常食用腌制食品（每天食用一次及以上且連續三個月以上）：

①是　②否

14. 是否經常吸菸（平均每天吸一支及以上且持續一年以上）：

①是　②否

15. 是否經常飲酒（平均每天飲酒一次及以上且持續三個月）：

①是　②否

16. 是否經常參加體育鍛煉：

①是　②否

17. 是否經常去參加各類老年活動：

①是　②否

18. 患有或患過何種慢性疾病：

SF-36 量表

SF-36（The Short Form（36）Health Survey，SF-36），即健康調查簡表，是在 1988 年由 Stewartse 研製的醫療結局研究量表（Medical Outcomes Study，MOS）的基礎上，由美國波士頓健康研究發展而來。1991 年浙江大學醫學院社會醫學教研室翻譯了中文版的 SF-36。

1. 總體來講，您的健康狀況是：
①非常好　②很好　③好　④一般　⑤差
2. 跟 1 年以前比您覺得自己的健康狀況是：
①比 1 年前好多了　②比 1 年前好一些　③跟 1 年前差不多
④比 1 年前差一些　⑤比 1 年前差多了
（權重或得分依次為 1，2，3，4 和 5）

健康和日常活動
3. 以下這些問題都和日常活動有關。請您想一想，您的健康狀況是否限制了這些活動？如果有限制，程度如何？
（1）重體力活動，如跑步舉重、參加劇烈運動等：
①限制很大　②有些限制　③毫無限制
（權重或得分依次為 1，2，3，下同；如果採用漢化版本，則得分為 1，2，3，4，得分轉換時做相應的改變。）
（2）適度的活動，如移動一張桌子、掃地、打太極拳、做簡單體操等：
①限制很大　②有些限制　③毫無限制
（3）手提日用品，如買菜、購物等：
①限制很大　②有些限制　③毫無限制
（4）上幾層樓梯：
①限制很大　②有些限制　③毫無限制
（5）上一層樓梯：
①限制很大　②有些限制　③毫無限制
（6）彎腰、屈膝、下蹲：
①限制很大　②有些限制　③毫無限制
（7）步行 1,500 米以上的路程：
①限制很大　②有些限制　③毫無限制

（8）步行 1,000 米的路程：

①限制很大　　②有些限制　　③毫無限制

（9）步行 100 米的路程：

①限制很大　　②有些限制　　③毫無限制

（10）自己洗澡、穿衣：

①限制很大　　②有些限制　　③毫無限制

4. 在過去 4 個星期裡，您的工作和日常活動有無因為身體健康的原因而出現以下這些問題？

（1）減少了工作或其他活動時間：

①是　　②不是

（權重或得分依次為 1，2；下同）

（2）本來想要做的事情只能完成一部分：

①是　　②不是

（3）想要干的工作或活動種類受到限制：

①是　　②不是

（4）完成工作或其他活動困難增多（比如需要額外的努力）：

①是　　②不是

5. 在過去 4 個星期裡，您的工作和日常活動有無因為情緒的原因（如壓抑或憂慮）而出現以下這些問題？

（1）減少了工作或活動時間：

①是　　②不是

（權重或得分依次為 1，2；下同）

（2）本來想要做的事情只能完成一部分：

①是　　②不是

（3）做事情不如平時仔細：

①是　　②不是

6. 在過去 4 個星期裡，您的健康或情緒不好在多大程度上影響了您與家人、朋友、鄰居或集體的正常社會交往？

①完全沒有影響　　②有一點影響　　③中等影響　　④影響很大　　⑤影響非常大

（權重或得分依次為 5，4，3，2，1）

7. 在過去 4 個星期裡，您身體疼痛嗎？

①完全沒有疼痛　　②有一點疼痛　　③中等疼痛　　④嚴重疼痛

⑤很嚴重疼痛

（權重或得分依次為 6，5.4，4.2，3.1，2.2，1）

8. 在過去 4 個星期裡，您的身體疼痛影響了您的工作和家務嗎？

①完全沒有影響　　②有一點影響　　③中等影響　　④影響很大
⑤影響非常大

（如果 7 無 8 無，權重或得分依次為 6，4.75，3.5，2.25，1.0；如果為 7 有 8 無，則為 5，4，3，2，1）

您的感覺

9. 以下這些問題是關於過去 1 個月裡您自己的感覺，對每一條問題所說的事情，您的情況是什麼樣的？

（1）您覺得生活充實：

①所有的時間　　②大部分時間　　③比較多時間　　④一部分時間
⑤小部分時間　　⑥沒有這種感覺

（權重或得分依次為 6，5，4，3，2，1）

（2）您是一個敏感的人：

①所有的時間　　②大部分時間　　③比較多時間　　④一部分時間
⑤小部分時間　　⑥沒有這種感覺

（權重或得分依次為 1，2，3，4，5，6）

（3）您的情緒非常不好，什麼事都不能使您高興起來：

①所有的時間　　②大部分時間　　③比較多時間　　④一部分時間
⑤小部分時間　　⑥沒有這種感覺

（權重或得分依次為 1，2，3，4，5，6）

（4）您的心裡很平靜：

①所有的時間　　②大部分時間　　③比較多時間　　④一部分時間
⑤小部分時間　　⑥沒有這種感覺

（權重或得分依次為 6，5，4，3，2，1）

（5）您做事精力充沛：

①所有的時間　　②大部分時間　　③比較多時間　　④一部分時間
⑤小部分時間　　⑥沒有這種感覺

（權重或得分依次為 6，5，4，3，2，1）

（6）您的情緒低落：

①所有的時間　　②大部分時間　　③比較多時間　　④一部分時間

⑤小部分時間　⑥沒有這種感覺

（權重或得分依次為1，2，3，4，5，6）

（7）您覺得筋疲力盡：

①所有的時間　②大部分時間　③比較多時間　④一部分時間

⑤小部分時間　⑥沒有這種感覺

（權重或得分依次為1，2，3，4，5，6）

（8）您是個快樂的人：

①所有的時間　②大部分時間　③比較多時間　④一部分時間

⑤小部分時間　⑥沒有這種感覺

（權重或得分依次為6，5，4，3，2，1）

（9）您感覺厭煩：

①所有的時間　②大部分時間　③比較多時間　④一部分時間

⑤小部分時間　⑥沒有這種感覺

（權重或得分依次為1，2，3，4，5，6）

10. 不健康影響了您的社會活動（如走親訪友）：

①所有的時間　②大部分時間　③比較多時間　④一部分時間

⑤小部分時間　⑥沒有這種感覺

（權重或得分依次為1，2，3，4，5）

總體健康情況

11. 請看下列每一個問題，哪一種答案最符合您的情況？

（1）我好像比別人容易生病：

①絕對正確　②大部分正確　③不能肯定　④大部分錯誤　⑤絕對錯誤

（權重或得分依次為1，2，3，4，5）

（2）我跟周圍人一樣健康：

①絕對正確　②大部分正確　③不能肯定　④大部分錯誤　⑤絕對錯誤

（權重或得分依次為5，4，3，2，1）

（3）我認為我的健康狀況在變壞：

①絕對正確　②大部分正確　③不能肯定　④大部分錯誤　⑤絕對錯誤

（權重或得分依次為1，2，3，4，5）

（4）我的健康狀況非常好：

①絕對正確　②大部分正確　③不能肯定　④大部分錯誤　⑤絕對錯誤

（權重或得分依次為5，4，3，2，1）

國家圖書館出版品預行編目(CIP)資料

基於循證實踐方法的老年人口健康干預研究 / 童峰 著. -- 第一版.
-- 臺北市：崧博出版：崧燁文化發行，2018.09

 面 ; 公分

ISBN 978-957-735-485-3(平裝)

1.老年醫學 2.老化 3.中老年人保健

417.7   107015294

書 名：基於循證實踐方法的老年人口健康干預研究
作 者：童峰 著
發 行 人：黃振庭
出 版 者：崧博出版事業有限公司
發 行 者：崧燁文化事業有限公司
E-mail：sonbookservice@gmail.com
粉絲頁   網 址：
地 址：台北市中正區重慶南路一段六十一號八樓 815 室
8F.-815, No.61, Sec. 1, Chongqing S. Rd., Zhongzheng Dist., Taipei City 100, Taiwan (R.O.C.)
電 話：(02)2370-3310 傳 真：(02) 2370-3210
總 經 銷：紅螞蟻圖書有限公司
地 址：台北市內湖區舊宗路二段 121 巷 19 號
電 話：02-2795-3656 傳真：02-2795-4100 網址：
印 刷：京峯彩色印刷有限公司（京峰數位）

  本書版權為西南財經大學出版社所有授權崧博出版事業有限公司獨家發行
  電子書繁體字版。若有其他相關權利及授權需求請與本公司聯繫。

定價：300 元
發行日期：2018 年 9 月第一版
◎ 本書以POD印製發行

◆ 崧博出版　◆ 崧燁文化　◆ 財經錢線

最狂
電子書閱讀活動

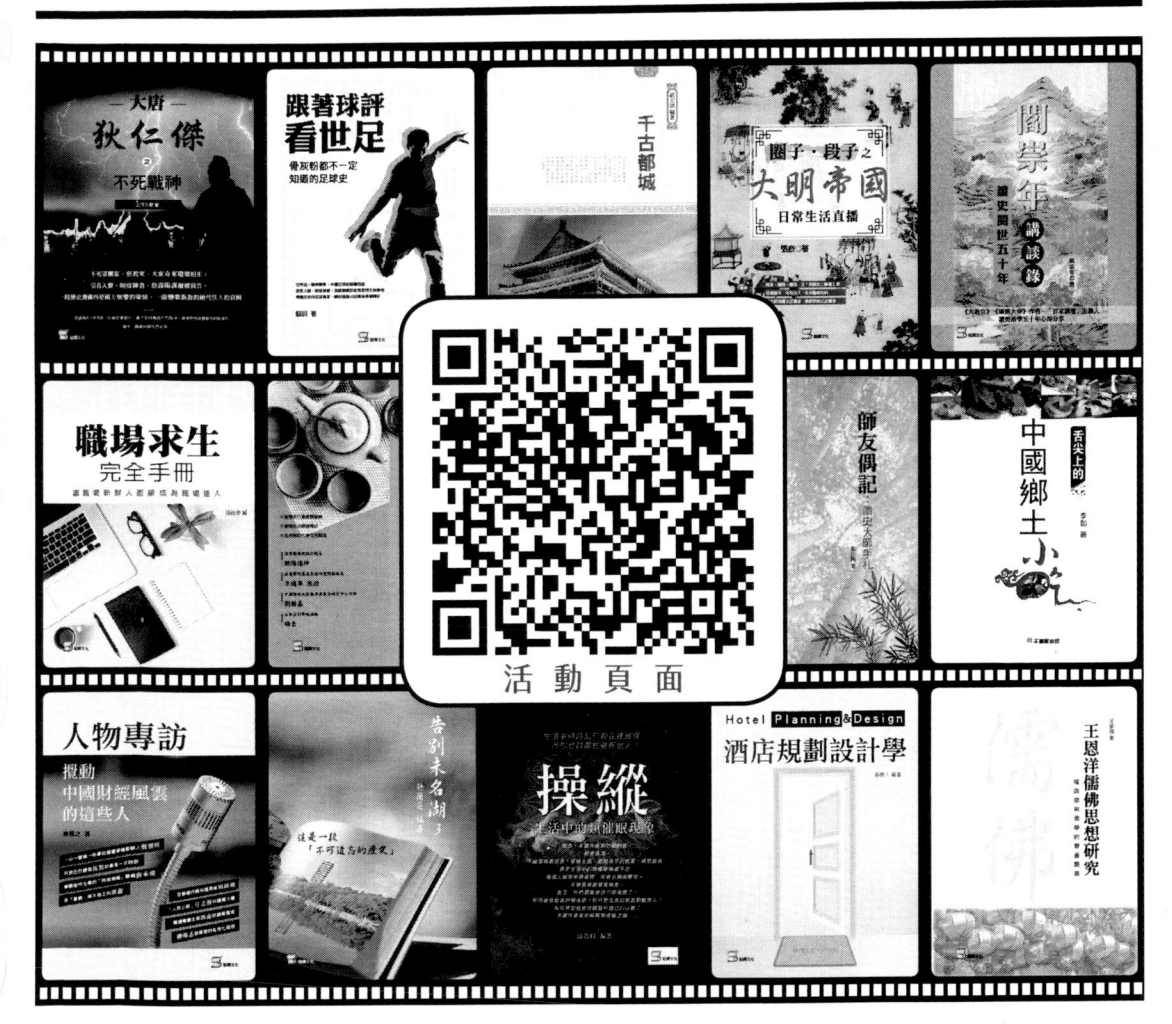

活動頁面

即日起至 2020/6/8，掃碼電子書享優惠價　99/199 元

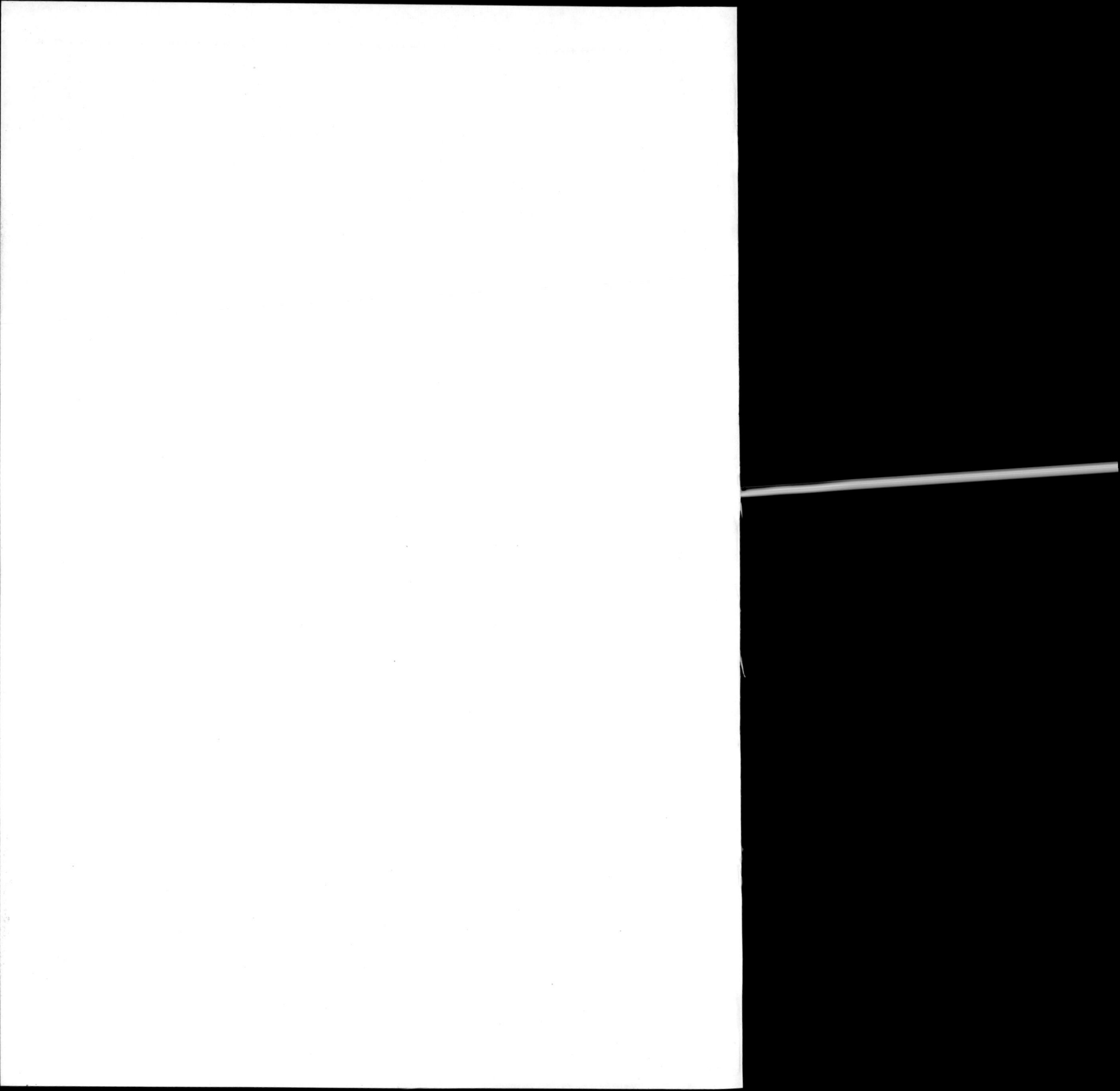